繰り返す
首・肩の痛み
でお悩みの方へ

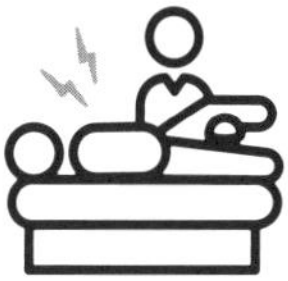

間違いだらけの治療院選び

最適な治療院を見つける方法

治療院コンサルタント
一般社団法人
日本治療院支援協会 代表理事
井上定雄

Parade Books

まえがき

頑固な肩こりで、いつまでも痛みが取れない。首筋まで固くなってしまい、いつも頭痛がする……。本書をご覧の皆さんは、おそらくこうした症状に悩まされているものと思います。その悩みは、決してあなただけのものではありません。日本では実に多くの人々が、慢性的な肩こりに悩まされているのです。そしてほとんどの人々が、その悩みを解決できずに困り果てています。

こうしたコリや痛みの緩和には、貼り薬や塗り薬に加えて、筋肉を緩める成分を含んだ飲み薬もあります。また整形外科で牽引《けんいん》してもらったり、マッサージを受けて揉みほぐしてもらったりすれば、かなり楽になるでしょう。あまりに痛みが激しい場合には神経ブロック注射によって、症状をピタリと押さえることも可能です。

しかし多くの場合、その効果は一時的なものに過ぎません。しばらくすると再び痛みが表れ、腕の上げ下ろしが辛くなったり、長引く頭痛に襲われたりします。やがて毎日の家事や仕事にも支障が出るようになり、再び薬に頼るようになります。しかしこれらの医薬品は長期に使用することで、体に悪影響を及ぼす場合もありますから、安心はできません。

「痛み」というのは人間にとって、体の異常を知らせてくれる信号のようなものです。ですから痛みの原因を改善しなければ、何度でも痛みは表れてきます。逆に痛みを解決したいなら、その原因を突きとめ、改善することが第一です。では肩こりの原因は、いったいどこにあるのでしょうか？

これは、なかなか難しい問題です。肩こりは単なる筋肉疲労で起こることもあれば、骨格の歪みによる場合もあります。不自然な姿勢を取り続けることで起こることもありますし、肩周辺の骨折によって発生することもあります。神経や内臓の異常など、意外な原因で起こることもあるのです。

ですから大切なのは、その頑固な肩こりがなぜ起こるかをはっきりさせ、根本的な原因を取り除くことです。そうでなければ、何度痛み止めを処方したところで、肩こりが治ることはありません。


体の異常の原因をつきとめ、治療すること。それは医師や治療家の本来の役割なのですが、残念ながらすべての医師や治療家が、その役割をきちんと果たしているとはいえません。目の前の痛みを軽くし、和らげることばかりに意識が向いてしまい、肝心の原因が見えないまま治療を施す、というケースは多々見られます。
しかしこれは「痛みの緩和」にすぎません。体が発するシグナルを、覆い隠してしまうのと同じことです。ですから何度か治療を受けて楽になっても、しばらくすると再び痛みが表れてきます。そのたびに患者さんは、あちらの治療院、こちらの治療院と、渡り歩くことになり、やがて「もう、この肩こりは治せないな」と諦めてしまうことも少なくありません。

ですが、ご安心ください。肩こりの原因を正しく見きわめ、それに合わせた治療を施せば、どんな頑固な肩こりでもきちんと治すことができます。そうすれば、もう再び痛みに悩まされることはありません。肩や首の痛みや重み、筋肉のハリに悩まされることはなくなるのです。そのためには治療院を選び、治療家を選ぶことが第一です。単なる痛みの改善ではない、根本的な治療を施してくれる治療院、治療家に出会うことです。

本書では、肩こりの原因や治療院の見分け方などについて、詳しくお話ししています。一般にはあまり知られていない知識や情報も数多く盛り込み、巻末には優れた治療を実践している治療院の紹介ページも設けました。きっとお役に立つことでしょう。
肩こりは、決して治らないものではありません。たとえ時間はかかっても、すっきりと治すことができます。本書によってあなたが正しい知識と情報を身につけ、痛みとは無縁な毎日を手に入れられるよう、願っています。

治療院コンサルタント
一般社団法人日本治療院支援協会　代表理事　井上定雄

目次

第6章 全国のおすすめ治療院リスト……149

第1章

その痛みを取り去るために必要な三つのこと

今や国民病となった「肩こり」

二〇一九年、厚生労働省が行った「国民生活基礎調査」によると「自覚症状のある体の不調」で最も多いのは、肩こりと腰痛。男女ともに一位と二位を占めています。特に肩こりは女性に多く、十人に一人以上の人が常に痛みを訴えています。

日本の総人口のうち、成人女性は約五千四百万人。となると、慢性的な肩こりに苦しんでいる人が約一割、五百四十万人は存在するということになります。この数字は平成三十年時点での京都府の総人口の二倍以上、兵庫県の総人口よりやや少ない程度。女性だけでこの人数ですから、男女あわせたらどれほどの数字になるでしょうか。ちょっと想像しにくいかもしれませんが、いずれにしても膨大な数です。

また製薬会社が主体となり、三十代・四十代の男女五万人を対象に行った調査では、「過去一年間に感じた体の不調」として、なんと五十四・六％もの人が「肩こり」と答えています。こちらの調査では「何年くらい肩こりに悩まされているか」という質問項目もあるのですが、その平均は十二・四年。働き盛りの男女の半数以上が、しかも十二年間も慢性化した肩こりに苦しんでいるとなると、これはもう国民病ともいえる規模かもしれません。おそらくあなたの周囲にも「肩こりがなかなか抜けなくて……」とお困りの方が、何人もおられるのではないでしょうか。

これほど多くの人々が悩み苦しむ肩こりや首の痛みは、なかなか治すことができません。整形外科や治療院に出向き、牽引やマッサージを受ければ、その場は痛みが取れて楽になるかもしれません。でも、しばらくすると元通り。なかなか完治させることができず、毎日辛い思いで暮らしている人は多いことでしょう。そのため湿布薬や塗り薬で痛みを抑えつつ、「この肩こりは治せない」と諦めている人も多いようです。

ですが肩こりや首の痛みは、不治の病ではありません。それなのに治らないのは「正しい治し方をしていないから」なのです。

性別にみた通院者率の上位５傷病（複数回答）

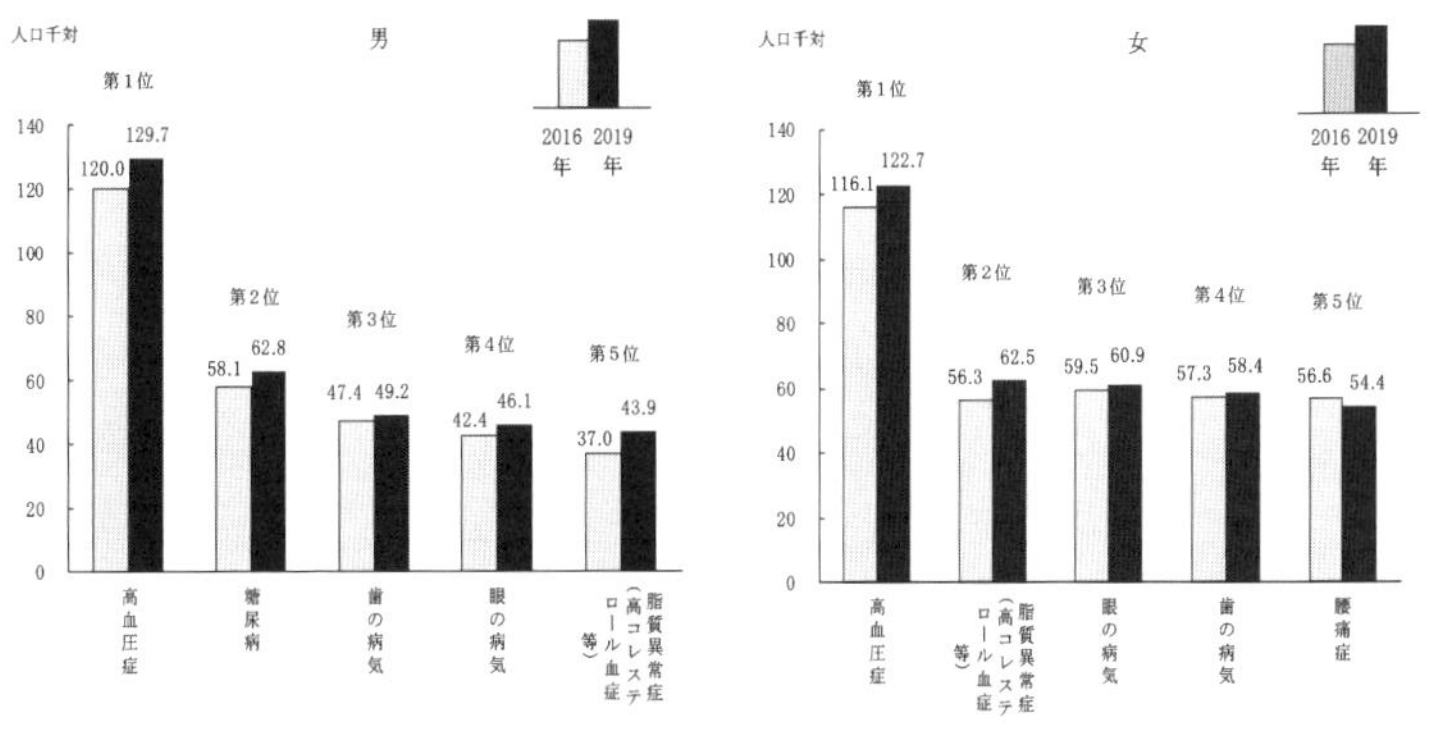

注：1）通院者には入院者は含まないが、分母となる世帯人員には入院者を含む。
2）2016（平成28）年の数値は、熊本県を除いたものである。

性別にみた通院者率の上位5傷病（複数回答）
厚労省「2019 年 国民生活基礎調査の概況」より
https://www.mhlw.go.jp/toukei/saikin/hw/k-tyosa/k-tyosa19/dl/04.pdf

肩こりを完治させるために必要なこととは？

では肩こりを完治させる正しい治し方とは、どのようなものでしょうか？　何か特殊な技術が必要でしょうか？　変わった器械や装置を使うのでしょうか？　特別配合の医薬品を用いるのでしょうか？　そのどれでもありません。肩こりや首の痛みをしっかり治すために必要なのは、たった三つのことを守るだけです。

〈肩こり・首の痛みを治すために必要な3つのこと〉

一：痛みの本当の原因を知る
二：専門家による計画的な治療を受ける
三：日常生活にも気をつける

これは肩こりに限りませんが、痛みが起こるメカニズムはなかなか複雑です。骨格や筋肉の異常で起こることもあれば、直接的に神経に異常が起こって発生することもあります。さらに内科的な原因による場合もあります。いずれにしても、その痛みがなぜ起こっているかを突きとめないことには、治療することもできません。ですからこれは第一に重要なことです。

また治療にあたっては、正しい知識と十分な技術を備えた専門家の手に委ねるべきです。ほのかに香るアロマに包まれ、リラクゼーションマッサージを受けるのは心地良いものですが、それでは痛みの原因を取り除くことはできません。痛みの本当の原因を知った上で、その原因を取り除く、計画的な根本治療を受けることが大切です。

また肩こりや首の痛みは、日常生活の中に原因が潜んでいることも多いもの。長時間のデスクワーク、前屈みの姿勢、さらには過度の飲酒による肝機能の低下……。「やっぱり」というものから「そんなことが」と驚くような意外なことまで、日常生活に気をつけることで痛みを防ぐことは十分にできます。

まず痛みの原因を知り、計画的な正しい治療を受け、日常生活にも注意する。本章では、肩こりと首の痛みを解決するこれら三つのことがらについて、その概略をひとつずつお話ししていきましょう。

痛みの原因を理解しよう

「もう歳だから」は、痛みの原因ではない

まず知っておいていただきたいのは、痛みは「異常を知らせるシグナル」だということです。体のどこかに異常があり、このまま放置しておくとより深刻な状態になってしまう。それを知らせるために、体は「痛み」という信号を発しているのです。

たとえば「加齢による膝の痛み」を挙げてみましょう。

ある程度の年齢になると膝の痛みを訴える人が多くなります。その痛みの原因として、よくいわれるのが「骨と骨との間の軟骨がすり減って、骨同士が直接こすれ合うために痛みが起こる」というもの。こう言われると、堅い板の間に直接腰を降ろした時のことをイメージして「それは痛いのも当たり前だろう」と思ってしまいます。しかし、そもそも骨には痛みを感じる神経が通っていません。直接こすれ合ったところで、それが痛みの原因であるはずがないのです。

また年齢そのものも、体の異常の原因にされがちです。六十代、七十代と年齢を重ねるにつれ、体のあちこちに痛みが起こる。肩こりが抜けない。体がだるい。こんな時は「もう歳だから」と考えがちで、また本人もそれで納得してしまうものです。しかし年齢のせいで肩がこる、などということはありません。加齢によって起こる何らかの異常が、肩こりの原因であるはずです。

なかなか引かない辛い肩こりが年齢のせいならば、それは治しようがありません。時間を巻き戻すことはできないからです。しかし本当の原因をつかみ、根本的な治療を施せば、どんな肩こりでも治すことができます。

まずはその痛みの原因を知ること、そこから始めることです。

よくある「肩こりの原因」

肩こりの要因は、実に多種多様です。一般の方々にも分かりやすいところを、いくつか挙げてみましょう。

〈主な肩こりの要因〉

●長時間のデスクワーク
●眼精疲労
●前屈みの姿勢
●掃除・洗濯、育児などの家事全般
●体の冷え
●スマホやタブレットの使いすぎ
●肩周辺の骨折
●精神的なストレス
●過度の飲酒、喫煙
●貧血や低血圧、高血圧
●狭心症や胃潰瘍などの内臓疾患
●虫歯、噛み合わせの不良

ランダムに挙げてみましたが、いかがでしょうか。「こんなことで肩こりになるの？」と、意外に思われたのではないでしょうか。肩こりは体が発するサインですから、これ以外の要因で起こることも考えられます。

あえて「要因」という言葉を使いましたが、これらは肩こりの原因を引き起こす状況や行動です。中でも「長時間のデスクワーク」「前屈みの姿勢」「スマホやタブレットの使いすぎ」は、現代人が最も注意するべき行動です。これらの行動によって頭部が前方に移動し、それが肩こりの原因となるからです。

体重の八%を占める、人間の頭部

私たち人間の頭部は、体重の七%から八%と、意外なほどの重さがあります。体重五十キロの人であれば約四キロの重量が、細い首の上に乗っていることになります。これは小型犬一匹分ほどの重さになりますが、肩こりのない健康な状態であれば、その重さを意識することはほとんどないでしょう。頭部の重量を頸椎《けいつい》が支え、さらにその周辺を肩や首、背中の筋肉がしっかりとサポートしているからです。

しかし頭部の位置が前後左右にずれてしまうと、たちまちその重さが首周辺への大きな負荷になります。

分かりやすい例として、ボウリングにたとえてみましょう。

ボウリングのボールはかなりの重さがありますが、投球前のポーズ……肘から手首までを垂直に立て、体の近くでボールを持つと、その重さをあまり感じずに済みます。これはボールの重さを前腕に乗せ、さらに体に近い位置で持っているために、腕や肩の筋肉でしっかり支えることができるためです。しかし腕をまっすぐ前方に伸ばし、体から離れた位置に持っていったらどうでしょう？　よほど筋力の強い人でない限り、ボールの重さを支えきれないはずです。

頭部と頸椎の関係も、これとまったく同じです。頭部が体の中心、頸椎の上にきちんと乗っていれば良いのですが、そこからずれてしまうと頸椎に大きな重さがかかり、それを支えるために首筋や肩、背中の筋肉が緊張します。しかも首の周辺には腕のような強い筋肉がありませんから、さらに大きな負担となってしまいます。現代人の生活ではこうしたことが起こりやすい上に、その負担は朝起きた時から夜眠る時まで、毎日続いているのです。

長時間のデスクワークではモニター画面を凝視するため、首が前のめりになりやすいもの。さらに上体を大きく動かすことがありませんから、ますます筋肉の緊張が固定化してしまいます。

スマホやタブレットはうつむきがちに使うことが多く、これも長時間の使用によって頭部が前傾し、筋肉の過度の緊張を招きます。

掃除や洗濯、台所仕事などの家事も多くは下を向いて動くことが多いため頭部が前傾しやすくなりますし、幼い子どもを相手にする育児では、自然と視線が下向きになってしまいます。

こうした行動が習慣化することで、慢性的な肩こりが引き起こされるのです。

首の痛みがマッサージで治らない理由

長時間のデスクワークやパソコンの操作で、首筋がパンパンに張ってしまった……。こんな時、首の後ろや肩の筋肉を揉みほぐすと、痛みやこりがほぐれ、肩がスッと楽になります。これは一時的に血行が促進され、固くこわばっていた筋肉が緩むためです。

ですが、その効果は長くは続きません。なぜでしょうか？

先ほどお話ししたように、首筋の痛みや肩こりの原因の多くは、頭部の前傾による筋肉の緊張です。首の後ろや肩の筋肉は、前のめりになった頭を支えようとして緊張しています。この時、首筋や肩の筋肉は大きく引き延ばされた状態になっています。つまりこの状態では筋肉を縮めて休ませることがまず必要で、強く揉みほぐしてしまったら、筋肉をますます引き延ばし、同時にダメージを与えてしまいます。これではすぐに、こりや痛みが再発するのは明らかでしょう。

首や肩が張っている時のマッサージはとても心地よいものですが、場合によっては、かえって悪い結果を招いてしまうこともあるのです。

こうしたことを知識として知っておくのは大切なことですし、またこうした知識を十分に身につけている治療家を見つけることが、良い治療を受けるポイントにもなります。

筋肉・骨格・神経が、痛みの生まれるポイント

前項でお話ししたのは、頭部が前傾および前方に移動することで、頭部を支えるための首や肩の筋肉の負担が増し、首筋と肩の筋肉が引き延ばされ、緊張することで起こる痛みです。ですが首と肩の痛みは、筋肉のほかに骨格や神経の異常によって起こることもあります。また、それぞれが単発で発生することはあまりなく、筋肉の異常が骨格に作用し、それが神経にも影響を与える……という具合に、それぞれが深く関連し合って「痛み」という症状を引き起こします。

たとえば頭部の前傾によって、首と肩、さらに背中の筋肉までもが常に緊張した状態を強いられると、頭の重さを支えきれなくなり、頚椎の歪みが生じます。

人間の首には、頚椎と呼ばれる七つの骨があり、前方へふくらむような緩やかなカーブを描いてつながっています。ところが頭部が前傾したり、前方へ移動したりすると、このカーブが失われ、頚椎全体が直線状になってしまいます。これが「ストレートネック」と呼ばれる状態です。頚椎の中には、脳が全身をコントロールするための中枢神経が通っています。そのため頚椎が正常なカーブを失うと、これらの神経を刺激し、それが各部位の痛みやしびれ、頭痛やめまいの原因になることもあります。

さらに言えば、筋肉には手足を動かす運動筋肉のほか、その筋肉や内臓を包む筋膜や、骨との接合部となる腱などがあり、それぞれが痛みの発生源となり得ます。骨格では骨そのものはもちろん、複数の骨が組み合わさった関節や、骨格の大きな動きを生み出す椎間板などがあり、これらも痛みの起こる有力地点です。神経と痛みの関係は、もう少し複雑です。これまで、ひとくくりにして「神経」という言葉を使ってきましたが、実は神経には大きく分けて三つの種類があるのです。

まず筋肉を動かす運動神経。手を上げたり歩いたりという具合に、体を意識的に動かす場合に使われる神経です。これとは逆に、無意識のうちに体を動かす神経が自律神経です。心臓の拍動や胃腸のぜん動運動、体温の調節などに関わります。最後のひとつが感覚神経で、外気温や痛みなどを感じ取り、脳に伝える神経です。私たちの体には、これらの神経がくまなく張り巡らされており、その数は千四百億本ともいわれています。

肩こりの場合は筋肉そのものはもちろん、それ以外の骨や神経によって、痛みが起こることもあるのです。

たとえば首や肩の骨に異常や障害が起こったり、感染症やガンに冒されたりした場合、肩こりが表れることがあります。

神経はどうでしょうか？　神経は全身くまなく走っているため、お互いに影響を与え合うことがあるのです。生活習慣の乱れから胃や肝臓の機能低下が起こり、そこに接続している自律神経に問題が起こると、それが自律神経と併走している感覚神経に刺激となって伝わり、痛みとして知覚されることがあります。まるで電話が混線しているような状態ですが、そうしたことは実際に起こります。

私たちの体は実に不思議なメカニズムで「痛み」というシグナルを発し、私たち自身に体の異常を伝えようとしています。しかも異常が起こっているのは一ヶ所だけとは限りません。たとえば肩こりであれば、何らかの原因によって筋肉が疲労し骨格が歪み、神経が傷付いていく……。こうした複雑なメカニズムを経て、こりや痛みが発生します。これらすべてを整え、正常な状態に戻してはじめて、肩こりを治すことができるのです。

「原因は分からないけど、治しましょう」

今や「コンビニよりも軒数が多い」といわれる、各種の治療院。しかしこれら治療院の中には「肩こりの原因を分からないまま施術している」というところもあるのです。これは「故障の原因が分からないまま、車を修理している」というのと同じこと。そんなことあるはずがない、と誰もが思うでしょう。しかし私は、全国の三千を超える治療院を指導してきました。そしてこうした治療院は、実際に数多くあります。肩こりの本当の原因を突きとめもせずに施術しているサロンや治療院は、意外なほどに多いのです。

こうなってしまう理由のひとつとしては「学校で習わないから」ということが挙げられます。体をほぐし、和らげる施設は多種多様ですが、そのうち「接骨院」「整骨院」の看板を掲げているところには、国家資格を持った「柔道整復師」がいます。

柔道整復師の資格を得る方法はいくつかありますが、専門学校に通ってカリキュラムを消化し、国家試験にパスするというコースが一般的。専門学校は多くが三年制なので、その間に体の構造や損傷、それに対する治療の方法など、専門的な知識と技術をみっちりと学ぶことになります。

ところが柔道整復師というのは名称からも分かるように、柔道によるケガ……捻挫や打撲、脱臼や骨折など、急性期の治療が主です。肩こりや腰痛などの慢性的な痛みの治療について、詳しく習うことがありません。となると、慢性的な問題の治療に関しては、国家資格を取得した後、一人ひとりが自主的に学んで身につけるしかありません。ですから国家資格を持った治療家だからといって、必ずしも肩こりについての専門知識と治療技術を持っているわけではないのです。

世間の接骨院・整骨院に通う人々の多くは、慢性的な痛みに苦しんでいます。しかし受け入れる治療院側が、慢性痛に対する治療術を備えているとは限りません。これは現在の治療院の利用状況から見て、大きな問題だろうと思われます。

触るだけで痛みが消える？

「でも治療院に行くと、痛みはずいぶん楽になるよ？　効果はあるんじゃないの？」

こう考える人は多いでしょう。確かにその通りです。ほんの二十分程度でも、施術を受けるとこり固まった筋肉は柔らかくなり、スッと痛みが引いて肩が軽く感じることでしょう。その意味では確かに効果はあります。

しかしそれを言うなら、素人の肩もみでも同じです。

デスクワークや家事で肩が張り、どうにも辛い。そんな時、奥さんや旦那さんに「すまないけど、ちょっと肩を揉んでくれないかな？」などとお願いすることはないですか？　そしてほんの五分、十分でも肩を揉みほぐしてもらうだけで、痛みがかなり楽になるはずです。専門知識や技術がなくても、こり固まった筋肉を揉みほぐせば、一時的にせよ血流が回復しますから、痛みが取れ、肩が軽くなったように感じるのです。さらに言えば、血行の良い手のひらを肩の筋肉に直接当てておくだけでも温熱効果が期待できますから、「手で触るだけで痛みが消えていく」ということも起こります。

リラクゼーションサロンなどでの施術も、これとまったく同じです。また治療院などでは施術時間が決まっているため、必要な処置を施した後の余った時間で、揉みほぐしを行う、ということが行われているようです。多少なりとも筋肉を揉みほぐすことで痛みは治まりますが、それだけでは根本的な治療とはいえません。しばらくすると……おそらく数日もしないうちに、再び痛みがぶり返してきます。この悪循環が、肩こりを「頑固なもの」にし、さらに「治せないもの」にしてしまう、というわけです。

正しい原因を知るには検査が必要

家電製品の取扱説明書には、巻末に必ず「故障かな?と感じたら」という項目が載っています。パソコンやソフトウェアでは「トラブルシューティング」などと呼ばれますが、何か異常や不具合が起こった時にその原因を突きとめ、解決するための手引きです。

肩こりの治療も同様で、まずは肩こりの状態をさまざまな角度から検査して、何が原因なのかを突きとめなくてはなりません。この検査の方法はさまざまです。肩こりの原因は筋肉・骨格・神経のいずれか、あるいは複数の原因が複合したものですから、それぞれにチェックしていかないと、正確な原因を特定できないのです。

その検査の内容については、のちほど詳しくお話しすることにしましょう。ただ、さしたる問診もせず検査もしないようでは、肩こりの原因を正しく把握できるはずがありません。それでは正しい治療も望めない、ということになります。あなたを悩ませる頑固な肩こりをすっきり解消したいなら、正しい原因を探り当ててくれて、その上で正しい治療を施してくれる治療家を見つけることが大事、ということになります。

専門家による計画的な治療を受けること

■「これだけで治る！」は信じてはいけない

ネットで本が買える時代、さらに近年ではコロナ禍の影響もあって、書店を利用する人は減っているかもしれません。しかし繁華街の、少し大きな書店に立ち寄ってみると、健康関連の書籍や雑誌がこれでもかとばかりに並んでいることに驚かされます。

そうした書籍はさまざまな病気や症状をテーマにし、「○○健康法」「▲▲メソッド」などの言葉が並び、「これだけで痛みが解決！」「頑固なコリを五分で消し去る！」という具合の、センセーショナルなキャッチコピーがひしめいています。「○○するだけでＯＫ」「誰でも自宅でできる」このような文言を見ると、長年苦しめられてきた肩こりが、いとも簡単に解決するように感じてしまうでしょう。

しかし、これは間違いです。すべての肩こりを根本的に治してくれる「たったひとつの方法」など、あるはずがありません。なぜか？　ここまでお読みいただいたあなたなら、すでにお分かりでしょう。肩こりの原因は多種多様で、原因に合わせた治療が必要だからです。

肩こりが国民病にまでなりつつある現在、こうした「これだけで治る！」という手法は後を絶ちません。もちろん、それらすべてがインチキであるはずはありませんし、そんなことを言うつもりもありません。その方法で治る肩こりもあるでしょう。ですが、あなたの肩こりにはあなただけの原因があり、治療法があります。それを明らかにしないことには、また「三日で痛みがぶり返した……」ということにもなりかねないのです。

正しい治療を行う治療家に出会うこと

痛みの原因を突きとめることと並んで重要なのが、その原因を踏まえた正しい治療です。しかし日本の現状では、これもまた簡単なことではありません。

先ほど少し触れましたが、体の痛みを癒す治療家に適用される国家資格として「柔道整復師」、また「あん摩マッサージ指圧師」という国家資格があります。さらにいえば、鍼《はり》を扱う「鍼師《はりし》」、もぐさを使ったお灸を扱う「灸師《きゅうし》」という国家資格もあり、いずれも個人の専門的な知識と技術を国家が認定する、という形をとっています。

しかし、これらの国家資格を持つ治療家の全員が、慢性化した肩こりの原因や治療法を知っているわけではありません。ですからあなたの肩こりを確実に治療してくれる、正しい治療を施せる治療家を見分ける必要があります。ではどうやって見分ければ良いのでしょう？

これは少々回り道に思われるかもしれませんが、実際に治療院に出向き、診察や治療を受けてみることです。初診の際の問診や検査のやり方、治療内容の説明の仕方などを見れば、その治療家が「正しい治療を行ってくれる人物かどうか」の、おおよその判断はつきます。

「旨い店を見分けるには、実際にその店で食べてみることだ」というのと同じことで、非効率的な方法だと思われるかもしれません。しかし慢性的な痛みに対する治療について、明確な指針がない現状では、こうするよりほかに方法がありません。また実際に治療院に出向いて治療を受けてみれば、その院の雰囲気や院の方針、スタッフの習熟度など、多くの要素をチェックすることができます。

まずは出かけてみて、施術を受けてみる。それから今後も通うかどうかを決める、というスタンスでいれば良いのです。

さまざまな問題が潜む、整形外科での治療

慢性的な肩こりに悩み、整形外科を受診する人もおられるでしょう。ここではどんな治療が行われるでしょうか？

整形外科の肩こり治療は、血行促進と筋肉の緊張の緩和、炎症を起こしている場合はその改善を目的に行われます。そのため温熱療法や低周波による電気療法などの「物理療法」が主に行われています。さらに我慢できない痛みには、患部に痛み止めの注射を施してくれますから、即効性のある鎮痛効果が期待できます。

また整形外科の特徴として「画像診断ができる」という点が挙げられます。X線やMRIなど、どんな設備があるかはクリニックによって違いますが、これらの機器を使えば、骨格のズレや歪みを画像として見ることができます。

さらに、こうした検査や治療の結果、必要であれば各種の薬品を処方してもらえるのも、整形外科ならではでしょう。これらの点が、整形外科が人気を集める理由だと思われます。

しかし医師免許を持った医師だからといって、その全員が肩こりに精通しているわけではありません。もちろん例外的なドクターも数多くおられるはずですが、そうした医師を探し出す

のは簡単ではないでしょう。また健康保険が適用される「保険診療」の場合、症状に対する治療法や使える医薬品が細かく決められており、それ以外の処置ができない、という不自由さがあります。もちろん医師の判断に委ねられている部分もあるのですが、その範囲はあまり広くはありません。画像診断にしても、頚椎や脊椎のズレや歪みを見ることはできますが、肩こりは筋肉や神経に原因があるものも多いため、画像所見が得られるケースはごくわずかです。

治療について言えば、整形外科で行われる各種の物理療法には、確かに少々の効果は期待できます。しかしそれらは痛みを和らげる対症療法であって、肩こりの根本的な原因を解決できるものではありません。血行不良を改善し筋肉の緊張を緩め、炎症を鎮める効果は期待できるものの、それらの症状を引き起こす原因にアプローチしなくては意味がありません。さらに痛み止めに至っては、異常を知らせるシグナルである「痛み」を、鎮痛剤という麻酔によって感じさせなくしているだけなのです。

このように、整形外科での治療にも、さまざまな問題が横たわっているのです。

原因を知るには、徹底した検査が必要

これまで何度か「正しい治療」という言葉を使ってきました。その詳しい内容は章を改めてお話ししますが、正しい治療には必ず「詳細な検査」がつきものだ、ということは覚えておいていただきたいところです。

病院にはX線やMRIといった画像検査機器があるため、骨格の異常を発見しやすい代わり、画像所見で異変が見られないと「どこにも異常はないですね」という結論になりがちです。また何らかの異常があれば「ストレートネック気味です」「椎間板が薄くなっていますね」などと、所見を得ることはできますが、それは骨の状態を知ることができた、というだけの話です。そこから原因を探り、根本的な治療が行われることもなく、多くは「痛み止めと湿布を出しておきますから、様子を見ましょう」で終わりです。慢性的な肩こりや首の痛みに対しては、現代医療はほとんど無力だ、といっても良いでしょう。

もちろん「痛みがある」ということ自体、異常を知らせるしるしなのですから、その原因は必ずあります。それを探り出すのが「正しい治療」におけるる検査なのですが、それはどのように行われるのでしょうか？

優秀な治療院では、慢性的な痛みに悩む方が来院されると「可動域の検査」を必ず行います。肩こりの場合であれば、首や肩が正常な範囲まで動かせるかどうかを見るのです。可動域に異常がある場合……たとえば首を左右に回してみて、本来動くところまで動かない、あるいは左右で可動域が違うとなれば、それが骨格の異常によるものか筋肉によるものか、あるいは神経に由来するものかを調べます。肩に痛みがあるからといって、肩周辺だけに原因があるとは限りませんから、場合によっては背中や腰、脚などもチェックして状態を確認します。また肩こりは日常生活に要因があるケースが多いので、お仕事や生活習慣について、さまざまな質問をします。

これらの検査や質問は、肩こりの原因を特定するためには欠かせません。治療する側からすれば、原因を特定しないと治療のしようがないのですから、当然のことです。

しかし残念ながら、すべてのクリニックや治療院がこうした姿勢を持っているわけではありません。それだけに治療を受ける側が治療施設の良し悪しを見分け、選ぶ必要があります。

原因の説明と治療の見通しの説明はあるか

医療の世界では「インフォームドコンセント」という言葉があります。以前と比べてかなり普及してきましたから、ご存じの方も多いでしょう。医師が患者さんに症状の状態を伝え、治療について説明する……という意味で使われる言葉です。

肩こり治療でも、これは必要なことです。肩こりの原因がどこにあり、なぜ痛むのか。それを解決するために、今後どのような治療をどういうスケジュールで続けていくか。こうした治療計画をきちんと立てるというのは、慢性的な症状を治療する際に必要なことです。

場合によっては、治療院で治せない場合があるかもしれません。たとえば内科的な原因や骨折が疑われるケースです。このような時、信頼できる治療院であれば、紹介状を書いて内科や整形外科を受診するよう、アドバイスしてくれます。もし自院で治療できるのであれば、週に何回、どのような治療を行って、どれくらいで完治できそうか、その見通しを教えてくれます。

「でも凄腕の治療家だったら、一度の施術で治せるんじゃないの？」

このように考える人もいるかもしれません。確かに、一度の施術を受けただけで痛みがスッキリ取れることはあります。しかしこれは一時的なものにすぎず、「治った」とはいえません。

根本的な原因を解決しない限り、痛みは何度でも襲ってくるのです。他の多くの慢性病と同じように、慢性化した肩こりも一度や二度の施術で治せるものではありません。

恒常性によって、体の状態は保たれている

前項のお話を、もう少し補足しておきましょう。

人間の体には「恒常性」といって、常に現状を保とうとする働きがあります。骨格や筋肉、神経や内臓、すべてにこの働きがあります。たとえば「たくましい体型になりたい」と筋トレを始めても、すぐに腕が太くなるわけではありません。何ヶ月も時間をかけて、毎週何度もトレーニングを重ねることで、少しずつ筋肉が増えていきます。そして一度マッチョな体になれば、トレーニングをしなくなっても、すぐに痩せ細ってしまうことはありません。体が常に「現在の状態を保とう」とするからです。

この働きは良くも悪くも、私たちの体に影響を与えます。日常的に姿勢の悪い人はその状態を体が保とうとするため、一度や二度の矯正では正常な状態に戻ってくれません。そのために一定期間の治療が必要になり、正常な状態を体が覚えて、その状態を保とうとするまでに、あ

る程度の時間が必要になるのです。

世の中には「ゴッドハンド」と呼ばれるほどに、優れた技術を持つ治療家がいます。しかしどんな素晴らしい技術を持っていても、一度や数回の施術で慢性的な肩こりを完治させることはできません。

一度の筋トレで出っ張ったお腹を引っ込めることはできませんし、一日食事を抜いたからといってスリムな体に変身することもできません。それと同様に、体の状態を調整し、目指す形に整えていくには、それなりの治療回数と時間が必要なのです。

日常生活に気をつける

肩こりを防ぐ日常生活を心がけよう

肩こりを今以上に悪化させないためには、日常生活に気をつけることが重要です。治療中はもちろん、治療が終わって肩こりが解消した後も、再発を防ぐためには必要なことです。

ではどのような点に注意すれば良いのか？　これは肩こりの原因……骨格、筋肉、神経、これらのうちのどこに異常があるかによって違いますから、ケースバイケースです。詳しくは第5章でお話ししますが、ここではそれぞれの原因別に、注意するべき日常の行動について、簡単に紹介しておきましょう。まずは「骨格」に関する注意点からです。

骨格のズレや歪みで肩こりが起こる場合には

骨格のズレや歪み、ことに頸椎の異常は、慢性的な肩こりの大きな原因です。また首や肩から遠く離れた背中や腰が原因で肩こりが起こる、ということもよくあります。

たとえば、何かの理由で骨盤が左に傾いていたとしましょう。このままでは上体が左側に倒れてしまいますから、脊椎や両肩を右側に曲げてバランスを取ろうとします。しかし肩が右側に傾くと、今度は頭が右に倒れてしまうので、頭を真っ直ぐに保とうとして、左側の首や肩の筋肉が緊張します。つまり骨盤の歪みが肩と首の骨格まで歪めさせ、それを矯正しようとして首や肩の筋肉に負担がかかり、痛みが起こる、というわけです。

このように、骨格のズレや歪みに原因がある場合には、そうした歪みを生む習慣をなくす、あるいはできるだけ減らす努力が必要です。

筋肉に原因がある場合の対処法は？

無理な姿勢や不自然な姿勢を長時間続けていると、筋肉に過度な負担がかかり、筋肉疲労が痛みとなって表れます。長時間、下向きの姿勢が続くスマホ操作による肩こりは、いちばんポピュラーなものでしょう。このような場合は、要因である「無理な姿勢」を長時間続けないような注意が必要です。

また無理な姿勢ではなくても、人間の体は長時間、同じ姿勢でいられるようには作られていません。ですから一日中座りっぱなしのデスクワーカーであれば、一時間に一度くらいは机を離れ、軽く体を動かすことが重要です。筋肉や関節を動かしたり、その場でできるストレッチをしたり。それだけで血行が促進され疲労物質が洗い流されますから、肩こり予防にはとても効果的です。

また女性の場合、筋肉量が少ないために頭の重さを支えきれず、慢性的な肩こりを起こしてしまう、ということもよくあります。筋トレして首の筋肉を太くする……というのは、さすがに現実的ではないでしょう。こんな場合は、ふだんから姿勢に気をつけ、下向きの姿勢が長時間続かないように小まめに休憩を入れると良いでしょう。デスクワーカーの方なら、できるだけ顔が下向きにならないよう、パソコンの画面の高さを調整するなどの工夫も有効です。

神経の異常については、内臓の病気の場合も

神経が原因で肩こりが起こる場合もあります。よく知られたものが、眼精疲労でしょう。目を酷使すると、目の周辺の筋肉の緊張が続き、やがて筋肉疲労を起こします。これが痛みとなって周辺に広がり、頭痛や肩こりを引き起こしてしまうのです。ですから眼精疲労が原因の肩こりであれば、スマホやパソコン、テレビなどを長時間凝視する状況を避け、一定時間ごとに目を休ませることが有効です。目は近くにピントを合わせる時に筋肉が緊張しますから、テレビやパソコンを見る時、本を読む時には適度な距離を保ち、休憩時間には窓際で遠くの景色を眺めるようにすれば、目の疲れをできるだけ防ぎ、疲労を抑えることができます。屋上やバルコニーで新鮮な空気を吸いながら、その季節ごとの風景を楽しめば、気分転換にもなるでしょう。

その他、タバコの吸いすぎ、お酒の飲み過ぎによって肩こりが起こることがありますが、こうした方は治療の効果が表れにくいもの。治療中はなるべく量を抑えていただきたいところで

すし、治療を終えた後も、適量に抑えていただければ、健康にも良いのではないでしょうか。

無理のない範囲で、日常生活に気を配る

症状が改善し、治療が完了すると、治療家は再発防止のためにいろいろなアドバイスをします。生活習慣上の注意点がほとんどですが、人によっては「なかなか守れない」ということもあるでしょう。デジタル化、ＩＴ化が高度に進んだ現代では「仕事中はずっとパソコンと睨めっこ」という人はとても多いはずですし、同様に「電車やタクシーでの移動中はスマホばかり見ている」という人も少なくないはずです。肩こりは辛いけど、それを防ぐために大好きな読書の時間を削るのもストレスだ、という愛書家もいることでしょう。ですから治療家のアドバイスを「何が何でも守れ」というわけにはいきません。

しかし日常生活の中でほんの少し、自分自身の行動に注意するだけで、辛い肩こりを防ぐことができますし、治療効果も高まり、早く完治させることができます。そうした知識は、持っておいたほうが良いでしょう。

ただ、世間には肩こりに関して、さまざまな勘違いや誤った情報が飛び交っています。その

ような間違いにはくれぐれも注意するべきですが、これについては次の章でお話しすることにしましょう。

第2章 肩こりにまつわる間違いと勘違い

根強く残る、間違いと勘違い

国民病ともいえるほど多くの人々が苦しめられているためか、肩こりについては実に多くの情報が飛び交っています。しかしそれらの情報の中には、専門家から見ると「？」と首をかしげたくなるようなものや、明らかな間違いも含まれています。

インターネット全盛の現代では、どのような情報でも一瞬で取り寄せることができる反面、根拠の定かでない情報も一人歩きしてしまいますから、注意が必要。この章では、多くの人々が信じ込んでいる、肩こりに関する間違いや、勘違いしていることについてお話ししていきます。正しい治療を受けるためには、こうした知識も身につけておくべきでしょう。

「肩こりには運動が良い」という誤解

適度な運動は健康への第一歩、だが…

運動不足は肩こりの原因になる。だから肩こりを治したいなら、日頃から適度な運動をすることだ……。このように思っている人はとても多いのではないでしょうか。

適度に体を動かすことは健康のために良いことです。運動によって筋肉や関節を動かせば血行が促進されますし、心肺機能も高まり、体力の衰えを防ぐこともできます。趣味やスポーツで体を動かせば気分転換やストレス解消にもなりますから、メンタルヘルスにも好影響を与えます。

世の中が便利になっていくにつれて、体を動かす機会は減る一方です。そのため現代人は慢性的な運動不足におちいり、それが心身に多くの悪影響を及ぼしています。そうした事実が広く知られているため、運動不足は病気への入口、諸悪の根源だという意識が、人々の間に染みついているようです。

確かに慢性的な運動不足は、健康的ではありません。しかし病気や症状によっては、運動を避けるべきケースもあります。肩こりも同様です。その肩こりの原因や症状、今現在の体の状態によっては、運動することでかえって症状を悪化させてしまうこともあるのです。

運動してはいけない状態とは？

運動不足の解消のために体を動かそう、と考えた時、あなたはどんなメニューを選ぶでしょうか。ジムやプールに通う、ランニングやウォーキングをする。中高年の方々なら趣味も兼ねて「ゴルフ」と考えるかもしれません。いずれも、基本的には体にとって良いことです。中でもランニングはさして費用をかけず手軽にできますし、速度や距離を変えることで体への負荷を調節できますから、日々の習慣にするにも良いでしょう。

しかし、ここで肩こりの原因について考えておく必要があります。

第1章で、肩こりの原因として「頭の位置がずれている」というお話をしました。頭が頚椎の上にきちんと乗っておらず、前方にずれている状態です。この状態でランニングをすると、どうなるでしょうか？

頭が正しい位置に納まっていれば、問題はありません。ランニングで体が上下に動いても、首や肩の筋肉で頭をしっかり支えることができます。しかし頭の位置が前方にずれていると、体が上下するたびに頭が大きく揺さぶられてしまいます。それを抑えようとして首や肩の筋肉はますます緊張することになりますし、頸椎を傷めてしまう場合もあります。

「それなら、ウォーキング程度だったら大丈夫だろう?」と思われるかもしれませんが、それも「走るよりはまし」という程度です。歩くたびに首と肩の筋肉や頸椎に負荷がかかりますから、「かえって肩こりがひどくなった」ということにもなりかねません。

健康を考えて、朝晩のランニングを習慣にしている方はかなり多いはず。しかし慢性的な肩こりをお持ちの方は、走り始める前に専門家の診察を受けることをおすすめします。

ゴルフのあとに肩こりがひどくなるのはなぜ?

運動の例としてもうひとつ、ゴルフを挙げておきましょう。

ゴルフは全身を大きく動かすスポーツです。コースに出れば歩いて移動する距離が長く、開放感によるリラックス効果もあいまって、特に中高年の方には人気です。そのため運動不足対策とストレス解消のため、休日のゴルフを心待ちにしている方は多いことでしょう。しかしゴルフの後でこりや痛みが残るようなら、少々用心するべきかもしれません。

ある程度の年齢になってくると、体力が衰え、体を動かす機会が少なくなります。やがて腰や膝に痛みが表れ、それが慢性化していきます。その時に「これは体を動かさないからだ」と考え、何か運動をしたほうがいいな、と考える。その結果ゴルフに行き着く、という人は多いと思われます。しかしその痛みが本当に運動不足によるものかどうか、確かめることが先決です。そうでないと、逆の結果を生むことにもなりかねません。

肩こりについていえば、首や肩の筋肉が炎症を起こしている場合があります。こんな状態で無理に筋肉を動かすと、ますます症状を悪化させてしまいます。ですから「ゴルフに行くと、その後、首や肩のこりや痛みがしばらく残る」というような場合には、運動は少しお休みして、まず専門家に相談するべきでしょう。

痛みやこりが残る場合は、運動を控える

ここではランニングとゴルフを例として挙げましたが、他のスポーツでも同様です。運動の

後に筋肉や関節に痛みやこりが残るようなら、しばらく休んだほうが良いでしょう。

多くのスポーツは、体を大きく動かします。激しいものやそれほどでもないもの、肉体的な負荷はさまざまですが、共通しているのは、どれも日常的な動作ではない、ということです。たいしたスピードではないとはいえ、数十分も走り続ける。一メートル近い金属棒を、全力で振り回す。こうした動作は、日常的に行うものではありません。そのため普段は使わない筋肉を使ったり、不自然に関節を動かしたりすることになります。その結果、痛みやこりが残るということは、その運動によって体のどこかに異常が発生したというサインなのです。

心身ともに何の問題もない健康体であれば別ですが、肩こりをはじめ慢性的なトラブルを抱えている人は、運動が禁忌になる場合もあります。この点には、十分に注意してください。

リラクゼーションは使い方次第

リラクゼーションは「治療」ではない

治療目的のものとは別に、癒し効果を狙った「揉みほぐし」というものがあります。大きなくくりとしてリラクゼーションマッサージともいわれ、街中のあちこちで看板を目にします。

このリラクゼーションマッサージ、内容は実に多種多様です。全身を揉みほぐすものや肩・背中・脚などの部位ごとに施術するもの。手法の内容にしても、ストレッチを主軸としたもの、足裏や手のひらを刺激するもの、温熱療法やアロマテラピーの要素を採り入れたものなど、まさに百花繚乱のおもむきがあります。

これらさまざまな施術にはそれぞれに特徴があり、精神的な癒しの効果もあります。ですからストレス解消やリラックスのために利用するなら、とても有用でしょう。

しかし、それは決して「治療ではない」ということは、知っておいてください。肩こりや首の痛み、さらには腰痛や膝痛などの病的な症状を、治してくれるものではないのです。

治療ではないがゆえの問題点

数あるリラクゼーションマッサージの中には、手技として確立されているものがあります。それらは海外では民間療法として、あるいはきちんとした医療として提供されていたり、国家資格や免許制度で管理されていたりします。

セラピストの中には、わざわざ本場にまで出向いて現地の学校で教育を受け、さらに現地の資格を取得する……という、本格的な人もいます。知識や技術という点でいえば、かなり高いレベルでしょう。

しかし日本では、リラクゼーション目的の施術に関する国家的な資格制度や免許制度がありません。そのため医師や治療家が行うような医療効果は公的に認められていませんし、リラックス効果にしてもセラピストの技術次第、ということになってしまいます。

また根本的な治療ではなく、一時的なリラックス効果を目的としているため、中期的な見通しのもとに治療計画を立てる、ということもできません。体の状態を診て異常の原因を調べ、治療内容を説明するとともに今後の方針を伝える……という、医師や治療家が行っていることができないのです。これでは利用者側も安心して任せることはできないでしょう。

リラクゼーションが逆効果になるケースも

健康な方ならば問題ないのですが、肩こりや首の痛みに悩んでいる方にとっては、リラクゼーションマッサージが逆効果になってしまうケースがあります。それは、多くの施術が揉みほぐし主体であり、筋肉をほぐして伸ばすことを目的としているためです。

第1章でお話ししたように、肩こりや首の痛みは、頭の位置のずれによって起こることがあります。この場合、首から肩にかけての背中側の筋肉は、無理に引き伸ばされた状態で緊張を強いられます。この伸びきった筋肉をさらに揉みほぐし、引き伸ばしたらどうなるでしょうか？　ますます症状が悪化してしまうのは、目に見えています。

また、人間の筋肉は正常な姿勢を保つため、必要に応じて適度な伸縮と緊張・弛緩を繰り返しています。たとえば背骨を真っ直ぐに支え、頭を正しい位置に固定しておくためには、必要な筋肉をしっかり緊張させておかねばなりません。これらの筋肉まで緩めてしまったら、骨格が正しい位置を保つことができなくなってしまいます。

ことにストレッチ系のマッサージでは筋肉の弛緩によって脱力しやすくなるため、運動前のウォーミングアップには適さない、という研究結果もあります。

マッサージもやり方によっては、逆の結果を生んでしまうことがあるのです。

長時間の施術は体を疲れさせる

リラクゼーションマッサージの中には、長時間かけて施術するものも見受けられます。三十分、六十分、さらにそれ以上と、たっぷり時間をかけて施術するために「全身がしっかりほぐれた」と感じる人が多いようで、そこが人気だとも聞きます。

しかしこうした長時間の揉みほぐしは、体にとっては良いものではありません。人の手による筋肉の揉みほぐしは、筋肉にとって刺激となります。それを数十分もの間ずっと受け続けるということは、体にそれだけのダメージが加わるということでもあります。こうした施術は一度受けると体がだるくなったり、少々熱っぽくなったりします。また眠気を催すことも多く、「無理なく眠りに誘導して体を休め、回復を促す」という説明がされているようです。

いかにも自然で、体にも良さそうに感じますが、そうではありません。単に「疲れている」だけです。

施術を受ける側は主にベッドに横たわっているだけですから、ほとんど自覚はありません。しかし筋肉は数十分にわたって刺激を受け続け、通常では行わないような収縮・伸長を繰り返されます。そのため慣れない肉体労働の後のように疲労がたまり、体がだるくなり、眠気に襲われるというわけです。

元気の回復ためにと思って受けた施術が、実は体を疲れさせている……ということも、現実にはあるのです。

リラクゼーションは「使い分け」が肝心

リラクゼーションマッサージの問題点についてあれこれお話ししましたが、これらの施術が「意味がない」「危険だ」というわけではありません。世間にはさまざまな手法を売り物にしたリラクゼーションサロンが多数ありますし、それぞれに人を集めているようです。それはこれらのサロンが人々から必要とされているからに他なりません。ですから心身のリラックスやリフレッシュを求めて、好みのサロンを利用することは、まったく問題ありません。

ただ、体に何らかの異常がある場合……特に慢性的な肩こりや首の痛み、腰痛や膝痛などがある場合には、これらの施術は避けたほうが良いでしょう。ましてや治療のつもりで施術を受けることは、好ましくありません。すでにお話ししたようにリラクゼーションマッサージは、症状を治すための「治療」ではないからです。

治療や癒しの方法はさまざまで、それぞれに役割が異なり、特徴も違います。

たとえば病院・医院は医師免許を持つ医師によって、医学的な知見と各種の検査機器によって投薬をはじめとする治療を行います。接骨院・整骨院では柔道整復師の国家資格を持つ治療家が手技を中心とした治療を施します。これらの施設で行われる施術は「治療」です。そしてリラクゼーションサロンでは、さまざまな手法によって心身をリラックスさせてくれる施術が行われます。

これらの施設と施術内容の違いを知り、体の状態を知った上で、上手に使い分けることが肝心です。

どこでどんな施術を受けるべきかを見きわめよう

リラクゼーションマッサージは「治療」ではない……とはいうものの、一般の方にとっては、それらの区別をつけるのは難しいことでしょう。看板や名称から分かるのは「どんな施術を行っているのか」というくらいで、それが治療にあたるのかどうかということまでは、分からないはずです。

これらの施設を利用する方々は、肩こりや腰痛、あるいは筋肉疲労を取り去りたい、あるいはマッサージを受けてリフレッシュしたい、と思っています。その目的さえかなえば、治療でも何でもかまわない、というのが正直なところでしょう。

ただ、さまざまな施設や施術の違いを理解した上で利用すれば、より効果的だと思うのです。逆にそうした違いを知らずにいると、あなた自身が後悔することにもなりかねません。自分が受けていた「治療」が、実は治療ではなかった、ということも起こるからです。

肩こりや腰痛に悩む人からは、よく「どこに行っても治らなかった」という言葉が聞かれます。あっちの病院に行き、こっちの治療院に行き、腕が良いからと人づてに聞いて別のサロンにも行ってみた。でもどこへ行ってもダメ。施術を受けるとスッキリするけれど、数日もすればまた元通り。たぶん相性もあるだろうから、また別のところに行ってみようか……。もしかしたら、あなた自身がこのような「治療院難民」になっているかもしれません。しかしよくよく話を聞いてみると、行き先の選択を間違っている、というケースは多いのです。

こうしたことのないよう、どの施設でどのような施術が行われており、自分はどこに行くのが適しているのか、見きわめておくことが大切です。

各施設で行われる、さまざまな施術

ではここで、治療やリラクゼーションを提供するさまざまな施設について、その概略を簡単にお話ししておきましょう。

繰り返しになりますが、これらの施設には上下関係や優劣があるわけではありません。ただ、施設の設備機器や施術者自身の知識と技術、法的な規制などによって、できることに違いがあります。それを知り、あなた自身の目的に合わせて、うまく使い分けることが大切です。

【1 病院・医院】

急激な痛みや耐えがたい激痛など、急性期の痛みを「今すぐなんとかしたい」という状態であれば、行くべきは整形外科です。ただ、慢性的な肩こりに対してどれほど力を入れているかは、病院によってかなりの違いがあります。

整形外科の良いところは、X線やMRIなどの画像検査ができ、骨折や脱臼、椎間板の異常がないかどうか、診断できることです。骨格の異常や骨折などを確実に診断できるのは、整形外科ならでは。階段から転げ落ちた、柱や壁に体を激しくぶつけてしまった……などによって起こる急激な痛みは、肩こりなどではありませんから、まず整形外科で診断してもらい、それからどのような治療を受けるべきかを考えても良いでしょう。医師が行う治療であることや、特殊な治療以外は健康保険が使えるという安心感もあります。

反面、筋肉疲労や血行不良、神経の異常までは画像検査では分かりません。そうした部分に原因がある場合には、こりや痛みを取る対症療法に終始しがちで「いつまで通っても治らない」ということになりやすい、という面もあります。

【2 接骨院・整骨院】

柔道整復師の国家資格を持つ治療家が治療を行う施設で、法律の上では「施術所」として扱われ、「ほねつぎ」の看板を掲げているところもあります。健康保険は使えますが、その適用範囲は病院よりも狭く、法律の上では「外傷性の骨折・脱臼・捻挫・打撲・挫傷（肉離れなど）のうち、急性の疾病」とされています。そのため、慢性化した肩こりや腰痛などは自費診療が基本です。

有資格者でないと開院できないため、一定以上の知識・技術レベルが期待できますが、慢性的な肩こりとなると、院の方針や治療家自身の技量に左右されるところがあります。ですが原因に応じた治療計画が立てられますし、日本全国に約五万院もありますから、治療の主軸として活用するのも良いでしょう。

なお名称は似ていますが「整体院」は法律上の施術所ではなく、接骨院・整骨院とは別のものです。

【3 鍼灸院】

「しんきゅういん」と読みます。鍼《はり》師、灸《きゅう》師の国家資格を持つ治療家が、鍼やお灸を使って治療を行う施設です。鍼もお灸も東洋医学のイメージが強いですが、実はＷＨＯ（世界保健機構）では早くから治療方法として認められたものであり、欧米でも高く評価される施術のひとつです。特に自律神経のとらえ方やその扱いに関して、独自の理論と治療メカニズムを持っています。

【4 整体院】

整体院の開設・営業については、特に国家資格等を必要としません。そのため施術者本人の知識と技術レベルには大きな個人差があります。しかし最近では、柔道整復師や鍼灸師、理学療法士の国家資格を持つ人が、肩こりや腰痛などの症状に悩む人々に特化するため、保険診療から離れ、整体院として開業する例が増えています。

【5 カイロプラクティック】

整体院ではカイロプラクティックを扱っていることが多いようです。この手法はアメリカ・カナダ・オーストラリアなどの先進諸国では医療技術のひとつとして認められており、施術にあたっては医師と同様の医師資格を必要とします。ですが日本では公的な資格制度はありません。

カイロプラクティックは主に「アジャストメント」と呼ばれる治療法を使い、筋肉・骨格・神経系の治療を行います。

【6 その他の民間療法・伝統療法】

世界の国や地域には、その土地柄や文化的背景に即した民間療法や、伝統医療が今も残っています。そのうちのいくつかは日本でも名を知られ、施術する施設も数多くあります。

たとえば、タイ古式マッサージはストレッチを軸としたマッサージで、本国では伝統的医療として用いられています。インドにはアーユルヴェーダやヨガがありますし、ハワイにはロミロミという、マッサージを主体とした治療術があります。足裏の反射区を刺激するリフレクソロジーは「足つぼマッサージ」として知られ、日本でも人気を博しています。

いずれの施術にも、癒しの効果を求める一定数のファンがあるようです。

これらの施設と施術のうち、日本で「医療」あるいは「治療」と呼んで良いのは、厳密には「1」、つまり病院・医院で医師が行う施術のみです。それ以外の行為、たとえば国家資格を持った柔道整復師、鍼灸師が行う施術も法的には「治療」とはいわず、「医業類似行為」とされています。さらに国家資格が不要な施術に関しては、施術者の知識や技術に個人差が大きく、玉石混淆という状況です。

しかし日本では医療とされていない施術であっても、カイロプラクティックのように、国によっては医療行為として扱われ、法制化されて、免許制度や資格制度が整えられているものは多くあります。また病院や医師は、器質的な異常を持たない肩こりや首の痛みに対して、あまりにも無力です。

そこで本書では、医師だけでなく治療家が行う施術も「治療」と呼び、根本的な解決を提供する治療について、さらに深くお話しすることにします。

治療院の良し悪しは、外からは分からない

料金だけで治療院は選べない

「安かろう悪かろう」という言葉がありながら、いざ自分でお金を払うとなると「少しでも安く」と思ってしまうのは人情でしょう。反面、価格が高いものに対して実際以上に「良いものだ」と思い込んでしまう心理もあります。ただ治療院を選ぶ場合、施術料金はあまりあてにはなりません。

他にはないような特殊な施術を扱っている治療院では、料金設定もそれなりに高額でしょう。しかし一般の治療院であれば、地域ごとに料金の相場がありますから、極端に高かったり安かったり、ということは少ないはずです。

何より、治療を受けるのは肩こりや首の痛みを治すためですから、料金以上に「正しい治療を受けられるのかどうか」という点が重要であるはず。見極めるべきはそこであって、料金は二の次と考えても良いでしょう。

なお、接骨院・整骨院では健康保険が使える場合があります。しかしそれは、急性期の特定の疾患に限られており、慢性的な肩こりや首の痛みには、健康保険が適用されません。「健康保険が使えるなら、安上がりだ」と考えて保険診療対応の治療院に出向いたとしても、目的の治療が受けられない、ということもありますから注意が必要です。

ネットの口コミは信頼できるのか

つらい肩こりを治したいけれど、さてどこの治療院に行こうか……。こんな時、情報収集の最初の手段がネット検索です。スマホやＰＣで勤務先や自宅近くの治療院を探し、オフィシャルサイトで治療の内容や料金などを確認する。それが一般的な治療院探しでしょう。いくつかある口コミサイトで、その治療院の評判をチェックする、という人も多いかもしれません。

しかしこのネットの口コミ、どこまで信頼できるかというと、少々疑問符が付きます。

時代を問わず、また業界を問わず、口コミはとても信頼性の高い情報です。レストランにしろホテルにしろ、実際にそこに行った人の体験談は実にリアルで、大いに参考になります。飲食店の口コミ情報を集めたグルメサイトなどはたいへんな人気を集めていますし、そこでの評価が来客数に大きく影響するとも聞きます。

接骨院・整骨院の口コミも、専門サイトに数多くアップされています。しかしこれらの口コミ情報そのものが、利用者が自発的に書き込んだものではなく、治療院側からの依頼を受けて投稿された、いわゆる「ヤラセ」だった、というケースが少なくないそうです。

来院者に口コミサイトへの投稿をお願いする。これはよくあることです。しかし「投稿者様には〇千円のクーポンをプレゼント！」ということになると、マイナス評価を書き込みにくくなります。こうして集められた口コミでは、公正な評価とはいえないでしょう。さらに悪質なものになると、口コミ投稿専門の会社に依頼して、自店の高評価の投稿をさせるばかりか、競合店のマイナス評価を投稿させる、というケースまであるそうです。

実際に大手の口コミサイトを見てみると、軒並み最高点ばかり……という治療院が見られます。コメント欄を見ても「どこがどう良かったのか」という具体的な内容が書かれておらず、なぜこのような高評価につながるのか、よく分からないところもあります。こうした口コミがどこまで信用できるのか。答えは明らかです。

良い治療院に、マイナス評価もある理由

ネット上の口コミに関しては、これまで何度かニュースにもなってきました。こうした実状を見ると、どこまで信用していいのか分からない、という気分にもなるでしょう。

実際に、良い治療院というものは、必ずしも患者さんの要望をすべて聞き入れるわけではありません。

後ほど詳しくお話ししますが、正しい治療を行うためには、時間をかけた問診や、手順に沿った治療が欠かせません。そのため、患者さんの要望通りに治療を行う、ということができない場合もあります。

しかしそれは、仕方のないことなのです。良い治療院は患者さんの要望に応えようとはしますが、決して盲従することはありません。治療家は専門家として、患者さんの痛みや苦しみを解消するために最善を尽くしますが、その過程では患者さんに「NO」と言うこともあります。それは患者さんとしては不満に感じ、口コミサイトにマイナスの評価を付けたくなるでしょう。それはごく自然なことです。しかし治療家からすれば、決して手間を惜しんだり面倒だったりというわけではありません。正しい治療のために必要だから、そうしているのです。

「問診が長くて、ほぼそれだけで治療が終わってしまった」

「希望した施術を受けられなかった」

「治療方針の説明とかどうでもいい、早くやってくれという感じ」

患者さんからすればマイナスでしかないこれらのことも、治療家の側から見れば「正しい治療のために必要なこと」なのです。

患者さんの状態を知るためには、綿密な検査に加え、生活スタイルや運動・食事の内容など、生活習慣の把握が欠かせませんから、細かな問診が不可欠です。頑固な肩こりの原因によって、最適な治療法を選ぶ必要があり、適していない治療は避けなくてはなりません。根治療法は時間がかかりますから、どんな治療をどれほどの期間行うかを理解してもらわなくては、患者さんが不安を感じる恐れがあります。これらはすべて、患者さんのためのものなのです。

もしも治療院の口コミをチェックすることがあれば、ぜひコメントの内容も確認しておいてください。その評価に至った理由を見れば、その治療院がどのような方針で治療にあたっているのか、垣間見ることができるでしょう。

病院・薬局の医薬品に注意

■肩こりは薬では治せない

肩こりで整形外科を受診すると、湿布薬や飲み薬を処方されることがあります。また薬局にも肩こり用の塗り薬や飲み薬が並んでいますから、これらを利用する人も多いでしょう。

しかし結論から言うと、これらの薬品はあくまでも鎮痛剤で、痛みを一時的に取り去るためのもの。肩こりの原因そのものを治してくれるわけではありません。

第1章でお話ししたように、痛みというのは体の異常を知らせるシグナルです。ですから、根本的な異常を改善しない限り、この痛みが消えることはありません。逆に痛みがあるということは、その原因が根本的に解消されていない、ということです。そのため慢性化した肩こりや首の痛みを、薬で抑え続けていると、いつまでも原因が解消できず、症状をますます悪化させてしまうこともあります。

また薬によりけりですが、基本的に鎮痛剤というのは痛覚を感じ取る感覚神経を麻痺させることで、痛みを感じなくさせるもの。市販の湿布薬や飲み薬、病院での処方薬や痛み止めの注射など、その効果の強弱に差はありますが、長く使い続けるのは決して良いことではありません。

また治療家の立場から言えば、これらの鎮痛剤を常用していると、治療の効果が出にくくなってしまうのです。

人の体は神経でコントロールされていますが、鎮痛剤はその神経の反応を抑え込んでしまう作用を持ちます。そのため体のどこかに異常があっても、その異常を脳が認識できず、自然治癒力や自己回復力が働かなくなってしまう、ということも起こります。

こうしたことを実感している治療家は、多いのではないでしょうか。

医薬品は使い方を間違えないように

もちろん、医薬品が悪いとは思いません。「重度の肩こりで仕事も手に付かない」という時に湿布薬や飲み薬を使い、あるいは医師に痛み止めの注射を打ってもらえば、辛い痛みを忘れることができます。そうすれば肩こりによる日常生活への支障を最小限に抑えることができるのです。

また、肩こりの痛みは筋肉をさらに緊張させ、それによって血行不良を加速させます。するとますます筋肉がこわばり、肩こりが進む……という悪循環が起こります。しかし痛み止めを活用すれば、そのマイナスのループを断ち切ることができます。緊張の連続だった筋肉を休ませ、血流を回復し、疲労を取ることもできますから、うまく使えば痛み止めを治療に役立てることができるのです。

肩こりが辛くて何もできない、首筋が痛くていてもたってもいられない……。このような時に一時的に活用すれば、痛み止めは大いに役立ちます。しかしそれは麻酔薬のようなもの。長期間にわたって常用するのは避けるべきでしょう。

正しい治療で根本的な解決を

これは多くの病気にいえることですが、ケガや病気を治すのは、あなた自身の体に備わっている免疫機能や回復機能です。医師や治療家、医薬品にできるのは、「回復しよう」「元気になろう」とするあなたの体の機能を、手助けすることだけです。

切り傷に絆創膏を貼っておくだけで傷口がふさがってしまうのは、肌の組織を癒着させる体の働きによるものです。慣れない力仕事でくたくたに疲れていても、ゆっくり眠れば翌朝に元気になれるのは、体の回復能力のおかげです。私たちの体には、病的な状態や異常を回復し、健康な状態を保とうとする働きが、生まれながらに備わっています。医師や治療家の治療、各種の医薬品は、そうした体の働きを助け、後押しするものに過ぎません。

しかし体力が落ちている時や、免疫機能の衰えた高齢者などは、この回復機能がうまく働きません。そのためなかなか回復せず、症状が慢性化していきます。この状態になっても根本的な治療を行わず、痛み止めにばかり頼ってしまうと、いつまで経っても回復することができません。日常的に痛み止めを使い続けることになってしまいます。

慢性化した肩こりや首の痛みは、一瞬で治せるものではありません。それなりの時間はかかります。だったら痛み止めを飲み続けたほうが、気楽かもしれません。しかしあなたの望みは、肩こりや首の痛みを解決することであるはず。ならば薬に頼るのはやめて、信頼できる治療院を見つけ、正しい治療を受けることです。そうすればあなたの望みは、スッキリと解決できるのですから。

第3章 その痛みは、なぜ起こるのか？

痛みは、体が発する異常のシグナル

これまでにも何度かお話ししましたが、あらためて読者の皆さんに理解していただきたいのは「治療とは、痛みを取ることではない」ということです。例を挙げてお話ししましょう。

自動車の運転席には、さまざまなメーターやランプが並んでいます。それらの中には「ワーニングランプ」と呼ばれる一群の警告灯があり、車に何らかの異常があることを知らせてくれます。「ガソリンが残りわずかです」「冷却水の温度が上がりすぎています」「オイルの量が減っています」などと、車両に起こった異常をドライバーに知らせてくれます。他にも「こら、ちゃんとシートベルトを締めてください」とか、高速道路に出れば「ちょっとちょっと、スピードを出しすぎですよ！」といった具合に、さまざまな報告や警告を発してくれます。

車を安全に、しかも長持ちするように使うためには、これらの警告灯は欠かせないものなのですが、「運転中にチカチカするとうるさいから」とばかりに、警告灯の線を切断したり、ランプを外したりしたら、どうなるでしょうか。確かにうるさい警告は見ずに済みますが、そのために車両の異常に気づくことができず、より深刻な事態を招くことにもなりかねません。

「痛みを取ることが治療ではない」というのは、そういうことなのです。痛みは体の異常を知らせるシグナルですから、取り去ったからといって、その原因が解消されるわけではありません。むしろ痛みが起こるたびに痛み止めを使い続けていたら、本来の原因にいつまでも気づかず、より深刻な状態におちいってしまう可能性が高いのです。

体の痛みは本当に煩わしいもの。時には仕事も手に付かなくなることもあるでしょう。そんなときには塗り薬や飲み薬、あるいは湿布薬などを使って、痛みを一時的に和らげる必要もあるでしょう。ですがそれはあくまでも「痛みを取る、軽くする」ための、一時的な処置です。根本的な原因へのアプローチではありませんし、痛みが取れたからといって、その痛みを引き起こす原因が解決したわけではありません。

痛みを抑える治療は対症療法に過ぎず、それで「治った!」といえるものではありません。その痛みの原因を解決することこそ、重要なのです。

痛みは最後に現れる症状

痛みは体からのシグナルですが、同時に「最後に起こる症状」ともいえます。肩や首に痛みが表れるまでには、さまざまなことが体の中で起こっています。

たとえば、PCやスマホを操作するとき、顔は下向きになります。すると首の後ろから肩の筋肉が緊張して、頭の重さを支えます。短時間なら問題にはなりませんが、この状態が長時間におよぶと、首と肩の筋肉に疲労が溜まってきます。そんなときには、お風呂に浸かって血行を良くし、ゆっくり眠れば翌朝には回復するでしょう。しかし十分な休息が取れないと筋肉はさらに疲労し、血行不良が進みます。やがて頭の重さをしっかり支えることができなくなり、筋肉が伸びきった状態になってしまいます。こうなると、頭の重さがそのまま頸椎にかかりますから、頸椎の位置はずれ、骨格の歪みに発展してしまいます。そうして、こわばった筋肉やずれてしまった頸椎が神経を刺激し、こりや痛みとなって表れてきます。

つまり、首や肩のこりや痛みは、すでに異常事態が進んでいるサインなのです。

この状態で治療を受けると、映像を逆回しするように症状が治まっていきます。まず痛みが取れ、筋肉のこわばりが解消していくとともに骨格の歪みが矯正されます。自律神経や運動神経への悪影響が取り除かれて体の回復力が復活し、各部位のバランスが整った正常な状態へと戻っていきます。

つまり、肩こりや首の痛みの原因が筋肉にあるにせよ、あるいは骨格や神経にあるにせよ、痛みが取れただけでは根本治療にはなりません。むしろ、痛みが取れてからが治療の核心なのです。

痛みを生み出す原因こそが重要

痛みの原因をあらためて考えてみると

第1章で少しお話ししましたが、肩こりや首の痛みの原因は多岐にわたります。そのうちの主なものを、あらためて挙げてみましょう。

〈主な肩こりの要因〉

- 長時間のデスクワーク
- 眼精疲労
- 前屈みの姿勢
- 掃除・洗濯、育児などの家事全般
- 体の冷え

●スマホやタブレットの使いすぎ
●肩周辺の骨折
●精神的なストレス
●過度の飲酒、喫煙
●貧血や低血圧、高血圧
●狭心症や胃潰瘍などの内臓疾患
●虫歯、噛み合わせの不良

この他にもさまざまな病気の前兆として、肩こりや腰痛が起こる場合があります。
これら「肩こりの要因」によって、直接的な原因となる体の異常が引き起こされるのですが、それは次のように大別できます。

〈肩こり・首の痛みの原因〉

●疲労による筋肉の異常
長時間のデスクワーク／前屈みの姿勢／スマホやタブレットの使いすぎ／掃除・洗濯、育

児などの家事全般

- 骨格の異常
長時間のデスクワーク／前屈みの姿勢／スマホやタブレットの使いすぎ／掃除・洗濯、育児などの家事全般／肩周辺の骨折／虫歯、噛み合わせの不良
- 神経の異常
眼精疲労／ストレス／過度の飲酒・喫煙／体の冷え
- 内臓疾患などによるもの
貧血や低血圧、高血圧／狭心症や胃潰瘍などの内臓疾患

重複する部分が多々ありますが、これは肩こりの原因がひとつだけではなく、さまざまな要素がからみ合って起こるためです。ですが慢性化した肩こりや首の痛みの原因の多くは「筋・骨格・神経」の三つであり、それに関連するものとして各種の内臓疾患が挙げられます。

筋・骨格・神経にも種類がある

さて、肩こりの主な原因となる筋・骨格・神経ですが、解剖学上はそれぞれいくつかの種類に細分化されています。いずれも肩こりの原因となりますから、簡単に説明しておきましょう。

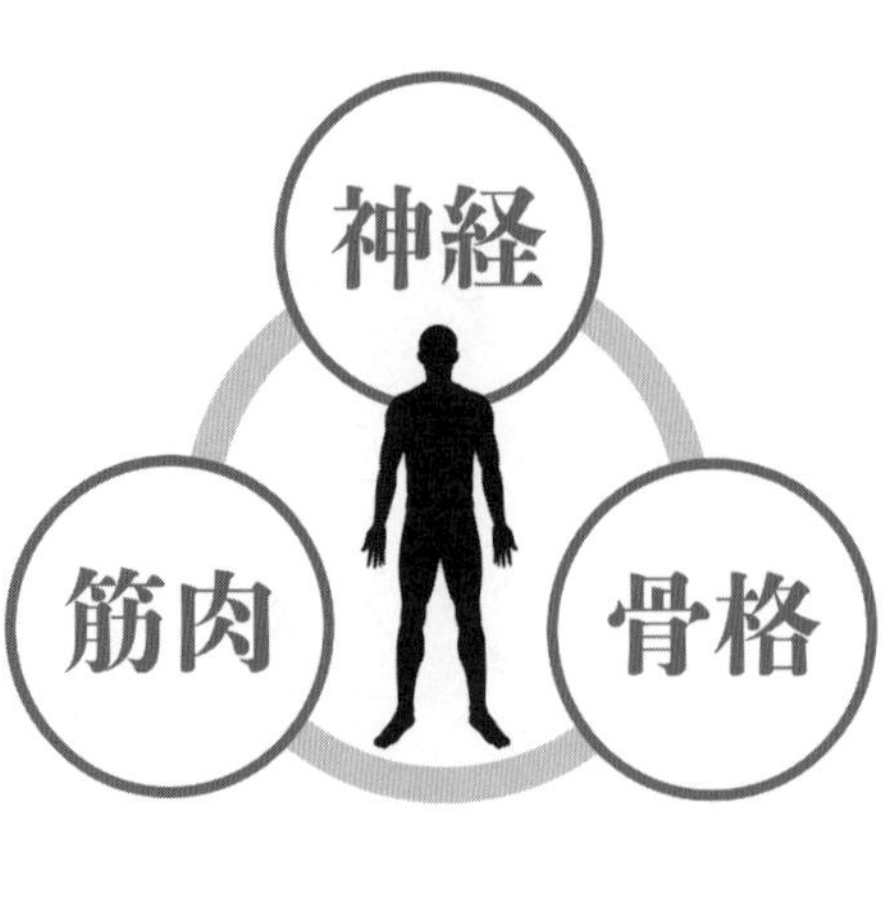

【筋組織の種類】

●筋肉
体を動かすための筋肉です。長時間の緊張を強いられると疲労物質が溜まり、血行不良を起こしたり、硬くこわばったりします。それが神経を刺激して、痛みが発生します。

●筋膜
名前の通り、膜状の組織です。筋肉の一本一本、さらに筋肉全体を包み、伸び縮みするときの筋肉組織の摩擦を防いだり、内臓の膜などともつながって、正しい位置に固定したりという働きを持ちます。筋膜にトラブルが起こると筋肉が硬くなり、血行不良の呼び水になってしまいます。

●腱
筋肉と骨とをつなぐ組織です。運動による断裂や損傷のほか、細菌の侵入などによって炎症（腱炎）を起こすこともあります。肩関節の腱は、人体の中でも腱炎を起こしやすいといわれます。

【骨組織の種類】

●頚椎
肩こりに最も関係の深いのが頚椎でしょう。七つの骨から構成され、自然なカーブを描いていますが、日常的に前屈みの姿勢を続けていると、このカーブが失われて「ストレートネック」という状態になってしまいます。これは肩こりの大きな原因です。

●椎間板
頚椎の骨と骨との間に挟まるクッションが椎間板です。この組織が飛び出すのが椎間板ヘルニアで、首の痛みや腰痛を引き起こす大きな原因とされてきました。しかし近年の研究では、画像所見でヘルニアがあっても無症状ということも多いことが知られています。

【神経組織の種類】

●感覚神経

肌や内臓などからの感覚を脳に伝える働きを持ちます。痛みを感じるのもこの神経ですから、感覚神経に異常が発生すると、それが痛みとなって脳に認識されます。

●運動神経

手足を動かす筋肉につながり、刺激を与えて運動させる神経です。感覚器や内臓、血管などを動かす内臓筋を司るのもこの神経です。スポーツが得意な人を「彼は運動神経がいいね」などといいますが、ここで言う運動神経とは、運動能力の高低とは関係なく、自分の意思で体の各器官……腕や足、指や眼球などを動かすための神経を指します。

●自律神経

循環器系、消化器系、呼吸器系と、人が生きていくためになくてはならない内臓の働きを司るのが自律神経です。運動した時に心拍数を上げて血流量を増やしたり、体温が上昇したら発汗させて放熱したり、食事を摂ると胃の消化液を分泌させたりと、無意識のうちに体の各器官をコントロールしています。強いストレスや不安定な生活サイクルが続くとダメージを受けやすく、さまざまな症状を発生させます。

このように、肩こりの原因は筋・骨格・神経と、幅広い領域にまたがっています。そして治療を行う際には、体のどこに、どのような異常があるのかを見きわめなくてはなりません。ではは肩こりの直接の原因となる体の異常とは、どのようなものでしょうか？　いくつか例を挙げて、次の項目でお話ししましょう。

痛みの原因は多種多様

わずか三センチのずれが、頑固な肩こりを生む

まず、肩こりや首の痛みの最もポピュラーな原因である、「頭の位置のずれ」についてお話ししましょう。

私の手元には、カナダの医療系大学の協力を得て頚椎と頭部の位置関係を調査した、十万人規模の実証データがあります。これを物理学的に計算したところ「頭部が正常な位置から三センチ前方に移動すると、頚椎にかかる荷重が約二倍になる」ということが分かりました。頭の重さは体重の約八％ですから、体重五十キロの人の場合、頚椎にかかる荷重は四キロ。これだけでも結構な重さではありますが、頭が頚椎の上にきちんと乗っていれば、その重さは背骨を通して体全体で支えることができますから、骨格にも筋肉にも無理な負荷がかかりません。

しかし頭が三センチ前方にずれてしまうと、頚椎への荷重は一気に八キロにまで増えてしまいます。当然ながら、これだけの重さを首や肩だけで支えることはできません。そのため背中

の筋肉が使われ、首回りの筋肉の負荷を軽くしようとします。立ち姿勢の場合には、さらに臀部《でんぶ》や太ももの裏側、ふくらはぎの筋肉までも使って、この重さを支えます。

もともと首の周辺は腕や脚、体幹部と比較して筋肉量が多くありません。特に女性は筋肉そのものが細く少ないため、頭のわずかな位置のずれで、筋肉に大きな負荷がかかってしまいます。男性と比較して女性に肩こりが多いのは、この筋肉量の差も一因だといわれます。

こうして頭の位置のずれによって筋肉が緊張を強いられると、筋肉が疲れて「疲労物質」が溜まります。健康な状態であれば、この疲労物質は血流によって流されていくのですが、疲労した筋肉が硬くこわばってしまうと血管が圧迫され、血流不良が起こります。そのため疲労物質は溜まる一方で、反面、血流が届けてくれる栄養成分が十分に行き渡らなくなります。そのためますます疲労物質が溜まり……という悪循環におちいり、末梢神経を刺激して痛みが発生するのです。

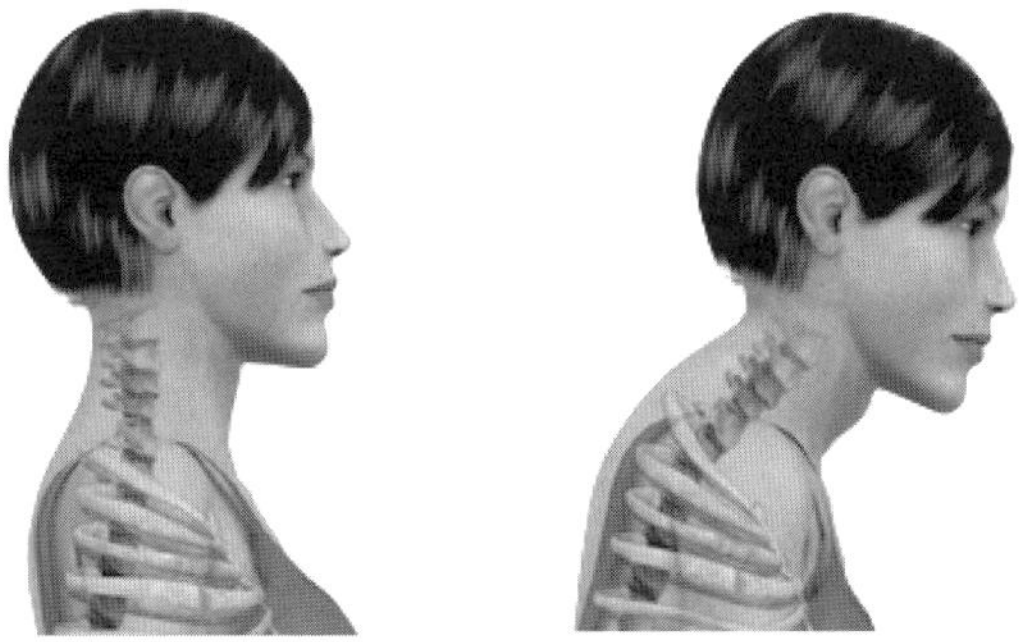

肩こりの原因となる、頭部の前傾

また、この状態を日常的に繰り返していると、頚椎の骨格そのものが歪んでしまい、ますます肩こりを助長させます。筋肉にも骨格にもダメージを与え、肩こりを慢性化させてしまう、というわけです。

タバコも肩こりの原因になる

日本における喫煙者の割合は、男性で見ると一九六六年が八三・七％とピークを記録しています。そこから小刻みな上下を繰り返しながら下降していき、二〇一九年の調査では、男女平均の喫煙率は一六・七％にまで下がりました。法令による禁煙エリアの拡大や、たび重なるタバコの値上げ、何より健康への影響が周知されたためか、喫煙者人口は減る一方。愛煙家にとっては肩身の狭い時代になってきました。

そのタバコも、実は肩こりの原因になるのです。それには、自律神経が深く関わっています。

自律神経は呼吸器や循環器、消化器などの活動を調整する神経で、一日二十四時間、休みなく働いています。心身を活動的にさせる交感神経と、逆に鎮静化する副交感神経とに分かれており、昼間は交感神経が優位になってさまざまな活動をこなし、夜は副交感神経が優位になって眠りに誘い心身を休ませるという、それぞれの働きを持ちます。

ところがタバコに含まれるニコチンは、交感神経を刺激する作用を持ち、心拍数の上昇や血管の収縮を招きます。つまり自律神経の働きを乱してしまう、というわけです。

自律神経の乱れは、多くの症状を引き起こすことが知られています。不安や緊張、抑うつなどの精神的症状のほか、動悸や不整脈、不眠なども起こりやすくなります。肩こりや手足のしびれも、自律神経の不調によって起こる症状のひとつです。

有史以来、タバコは世界中で愛されてきた嗜好品ではありますが、それがあなたの頑固な肩こりの原因になっているかもしれません。WHOのレポートにも、喫煙と肩こりの因果関係を示すものが見られるほどです。まずは一日の本数を減らしてみて、ゆくゆくは禁煙できれば何よりでしょう。

心因性の肩こりもある

ストレスも肩こりの原因になります。これは過度のストレスによって、前項でお話しした自律神経が乱され、肩こりとなって表れる、という仕組みです。ストレスによる肩こりや首の痛みは、日本では多く見られる症状です。

人体にくまなく走っている神経は、街中に張り巡らされた電線や電話線にたとえられることがあります。その正確な本数は分かりませんが、細かな支線まで含めると千四百億本にも及ぶといわれています。

この膨大な神経細胞のうち、筋肉を動かす運動神経が四十％を占め、痛みや感触を伝達する感覚神経が二十％。残りの四十％が自律神経だといわれています。

そしてこれらの神経は完全に分離・独立しているわけではなく、電話が混線するように、お互いに影響を与え合っています。

前項でお話ししたような「タバコによる肩こり」と同じように、何らかのストレスで自律神経に乱れが生じ、それが肩こりや首の痛みとなって表れる、ということは決して珍しいことではありません。さらに運動神経にも影響を与え、「腕が上がらない」「力が入りにくい」などの運動障害が起こる場合もあります。

多くの疾病との関連が明らかになりつつあるストレスですが、肩こりや首の痛みも、やはりストレスとは無縁ではないのです。

まだある、肩こりの原因

肩こりが起こる原因は、他にも数多く挙げることができます。意外なところで言えばお酒の飲み過ぎでしょう。適量であれば心身に良い影響を与えるのがお酒の効用ですが、量が過ぎると肝臓を傷め、機能低下を招きます。その情報は感覚神経を伝って脳に送られますが、すでにお話ししたように神経細胞は体内のあちこちで交差し混線していますので、自律神経にも影響を与え、肩こりとなって表れることがあります。

ガンや血管の病気を持っている方も肩こりが出ることがありますが、これも同じようなメカニズムで起こっているのかもしれません。

こうして見てみると、肩こりは多くの病気の前兆のように思えるかもしれません。実際にその通りで、心身を蝕む疾病の中には、その初期症状として肩こりが表れる、というものが多々あります。

普段から姿勢が悪い、日常的にスマホやＰＣに向かう時間が長い……。こうした方はもちろん、そうでない方でも、慢性的な肩こりや首の痛みに悩まされているなら、医師や治療家の診察を受けてみると良いでしょう。もしかしたら思わぬ病気に冒されているかもしれませんし、それが分かれば適切な治療を受けて、きちんと治すことができるのですから。

綿密な検査で根本原因を見つける

画像検査で何が分かるのか

このように、肩こりの原因はさまざまです。そのため検査の方法はいくつもあり、それぞれの検査方法によって分かることも違います。

整形外科で一般的なのは画像検査で、X線画像を撮って骨格に異常がないかを調べます。画像検査を行えるのは病院だけですから、治療の初期段階で整形外科の診察を受けるのは良い方法でしょう。頚椎の位置のずれなどは治療院でも判別することができますが、画像検査であればより明確に、骨の状態を知ることができます。ですから治療院にいらした患者さんに整形外科を紹介する、ということも実際に行われています。

ただ、画像検査だけですべてが分かるかというと、そんなことはありません。たとえば頚椎でいうならば、それぞれの骨の位置にずれがなく正常かどうか、椎間板ヘルニアがないかということは画像検査で知ることができます。しかし七つある骨がどの程度動くのか、動かした時に痛みやしびれが起こるかどうかということは、画像だけでは分かりません。そのため整形外科で画像を撮っても、ヘルニアやストレートネックが見られなければ「異常なし」ということになりがちです。結果として、肩こりや首の痛みの大きな原因を見逃すことになってしまうのです。

治療院では主に体の動きをチェックする

では、治療院ではどのような検査を行うのでしょうか？　肩こりや首の痛みの場合、重点的にチェックする頚椎の検査を例にとってみましょう。

頚椎は、前後左右に傾ける動きに加えて、左右に回転する動き……周囲をキョロキョロと見回す動き、つまり六方向の可動域を持っています。治療院での検査は、これらの動きがスムーズにできるか、痛みやしびれがないか、正しい動き方をしているかどうかをチェックします。

たとえば、真っ直ぐに立った状態で自分のつま先を見るとき。首は大きく前方に曲がりますが、このとき、七つある頚椎のどこが曲がるかを確認します。正しい位置で曲がらないと、肩こりや首の痛みが起こることがあります。首を左右に傾ける場合も同様です。連なった頚椎が正しい位置で曲がり、十分な可動域があるかどうかを確かめます。

首を左右に向ける回旋の動作になると、頸椎よりも下の腕との関連が重要になりますし、さらに内臓との関係もあります。ですから回旋動作に異常がある場合には、さらに範囲を広げて検査しなくてはなりません。

次に筋力テストです。「筋力」とは言いながら、これは神経のテストです。

全身に張り巡らされている神経は脳につながっていますが、その途中で骨や筋肉組織に圧迫されたり傷つけられたりすると、痛みやしびれが表れます。そこで頭を上から押さえ込んだり、首を前後左右に曲げたりしながら、痛みやしびれが起こらないか検査します。

つまり治療院では画像検査が行えない代わりに、首や腕の動きを中心とした検査が行われている、というわけです。その他にも肩関節の可動域をチェックしたり、腕の筋力や握力に異常はないかなど、さまざまな検査を行います。

検査は全身に及ぶこともある

人の体は不思議なもので、痛みやしびれの原因が、まったく関係なさそうなところにあった、ということがしばしば起こります。「虫歯を放っておいたら、胃腸が荒れてしまった」という話はその典型です。肩こりや首の痛みも同じで、その原因が必ずしも首回りにあるとは限りません。

よくあるのが骨盤の歪みです。骨盤が前後左右に歪むと体が傾いてしまいますから、それを調整するために腰から上の骨格全体が歪んでしまいます。背骨、肩、頚椎にも歪みが及び、その歪みが慢性化して肩こりや首の痛みが起こります。

また全身が前屈みだと、その姿勢を支えるために体の背面全体の筋肉が常に緊張します。それが背中から肩、首へと伝わって肩こりの原因となります。

このように、肩こりや首の痛みの原因が腰や背中など、肩から離れた部位にあるケースは少なくありません。肩こりに悩む患者さんに問診する中で「腰痛をお持ちではないですか？」と伺うと「確かに言われてみれば……」ということは多いもの。しかし骨盤に歪みがあっても、自覚症状が表れないこともあります。

ですから正しい治療で肩こりを完治させるためには、あらゆる可能性を考慮した上で、綿密な検査をしなくてはならないのです。

第4章 きちんと治せる治療はこれだ！

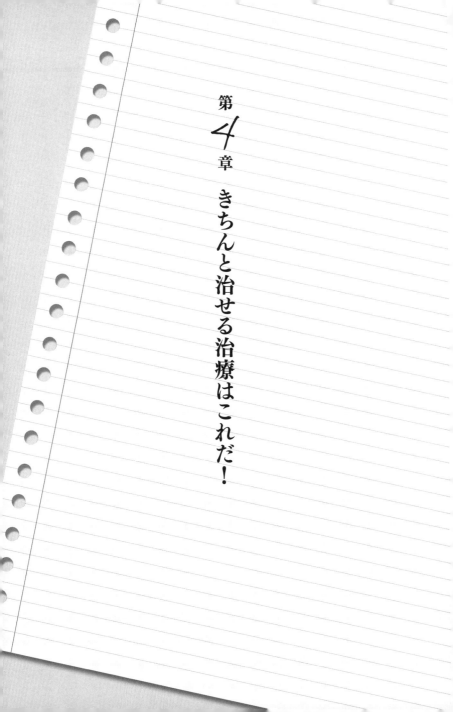

完治を目指すなら、正しい治療を受けること

慢性化した肩こりや首の痛みを、すっきりと治したい。それには正しい治療を受けることです。「当たり前じゃないの」と思われるかもしれませんが、そうではないケースが意外なほどに多いのです。これは多くの場合、医師や治療家側の責任です。では、正しい治療とはどのようなものでしょうか？

まず、肩こりの原因を正しく掴むことが不可欠です。原因が分かっていなければ治療効果が上がるはずがありませんから、当然、完治させることもできません。治療の方法も重要です。肩こりは筋・骨格・神経のそれぞれが影響し合って起こる症状ですから、筋肉を緩めるだけ、骨格を矯正するだけでは治療は終わりません。患者さんの状態を総合的にチェックし、異常のある部分をすべてケアする必要があります。

施術時間や治療の頻度も大切です。患者さんからすると、一回当たりの時間をかけて、集中的に治療してもらったほうが楽かもしれません。しかし人の体は長時間にわたって刺激を受け続けると、それが疲労となって蓄積します。治療のつもりで患者さんを疲れさせて、本来の回復力を下げてしまっては、元も子もないでしょう。

　こうしたことを十分に理解し、十分な知識と技術を持った医師・治療家であれば、正しい治療を施してくれるに違いありません。

　この章では「正しい治療」のより詳しい内容と、そんな治療を行ってくれる治療院の見分け方について、お話ししていきましょう。

治療するのは筋肉だけではない

■肩こりの原因は、全身に散らばっている

慢性的な肩こりを起こすと、首の後ろや肩の筋肉が常に硬くこわばってしまいます。入浴や蒸しタオルなどでじっくり温め、優しく揉みほぐせば、血行が促進されて疲労物質が洗い流され、一時的にこりや痛みは抑えられます。しかし慢性化した肩こりのほとんどは、肩の筋肉だけに問題があるわけではありません。そのダメージは、実は全身に散らばっているのです。どこにどのようなダメージが加わるのか、それは原因によって異なるのですが、すでに何度か例として挙げた「PCやスマホの使いすぎ」による肩こりを例に、考えてみましょう。

PCやスマホを長時間使い続けると、頭が前方に傾きますから、それを支えるために首の後ろの筋肉が常に緊張します。しかし首の筋肉はもともとあまり太くなく、この状態を長く続けるには無理があります。そのため筋肉そのものが伸びてしまい、前傾した頭の重さを支えきれなくなります。すると首の筋肉の代わりに背中の筋肉が緊張して、首から上の重さを支えよう

とします。この状態が続くと、首や肩だけでなく背中の筋肉にもこりや痛みが起こるようになります。背中の筋肉で支えられるうちは良いのですが、それも難しくなると上体が前屈みになり、猫背になってしまいます。

また電車内でのスマホ操作のように、立った姿勢で下向きの状態が続くと、首から背中、さらには太ももの裏側にある「ハムストリングス」という筋肉、さらにふくらはぎの筋肉まで使って、上体を支える形になります。こうなると体の背面すべての筋肉にダメージが及びますから、そのひとつひとつをケアしていかなくてはなりません。

筋肉だけでは終わらない、肩こりの治療

頭の前傾が長く続き、首の筋肉が伸びてしまうと、それに合わせて頚椎の位置がずれ、頚椎全体の形が歪んでしまいます。

頚椎は横から見たときに、前方に膨らんだ自然なカーブを描いています。これは背骨も同じで、背骨の場合はゆるやかなS字を描くようにカーブしています。これは人間が二足歩行をするようになってからできたもの。頭部を高い位置に保ち、その重さを分散させるためにこのよ

うな形に変化していったといわれます。

しかし下向きの姿勢が長く続くと、この頚椎の自然なカーブが失われ、直線状の「ストレートネック」と呼ばれる状態になってしまいます。これが、頑固な肩こりを引き起こしてしまうのです。

ストレートネックの場合には、首回りの筋肉を緩めながらずれてしまった頚椎の位置を調整し、首の自然なカーブを取り戻す治療を施します。つまり骨と筋肉の両方を同時に治療していくわけですが、頚椎が自然なカーブを取り戻し、頭部の前傾を矯正することで、頑固な肩こりもすっきりと取り去ることができます。

神経にもアプローチが必要

肩こり治療では筋肉と骨格に加えて、神経もチェックする必要があります。それは筋肉や骨格に起こる異常が、神経に悪影響を与えることが多いからです。

たとえば筋肉が疲労して柔軟性をなくし、硬くこわばってしまうと、血管だけでなく神経も圧迫して刺激を与えます。これが痛みやしびれなどの症状となって表れるのですが、このような状態であれば、筋肉の緊張を解き、神経への刺激を取り去らなくてはなりません。

また骨格のずれも、神経に悪影響をおよぼします。全身にくまなく張り巡らされた神経は、さまざまな経路を通って脳につながっていますが、その途中で頚椎や脊椎など、わずかな骨のすき間を通っています。ところが骨格がずれてしまうと、骨と骨とのすき間が狭くなり、そこを通る神経を圧迫したり刺激したりということが起こります。これもまた、痛みやしびれの原因になります。ですから肩こりを根本的に治すなら、これら神経にも目を光らせ、異常があれば正常な状態に整えていかねばなりません。

全身のバランスを整える「正しい治療」

このように、肩こりや首の痛みの治療では、筋肉を緩めるだけでは不十分です。筋・骨格・神経はそれぞれが関連し合って機能していますから、どこかに異常が起これば、それが別の場所に波及していくのです。ですから筋・骨格・神経のすべてをチェックし、そのバランスを整える治療を行わなくてはなりません。

また、ひとくちに「筋」といっても、手足を動かす筋肉だけでなく、筋肉を包む筋膜、骨と接続する腱といった組織もあり、やはり肩こりに関連していますから、それぞれに適切な処置をしなくてはなりません。同様に骨格には関節や椎間板がありますし、神経といっても運動神経に感覚神経、自律神経といった種類があります。

これらすべてを総合的にとらえて異常を見つけ、正常な状態に戻していく。それこそ、本書で繰り返しお話ししている「正しい治療」なのです。

最低でも「週二回以上、三ヶ月以上」が治療期間のメド

適切な治療頻度は「週二回以上」

病院や治療院で治療を受ける場合、どれくらいの頻度で通えば良いのでしょうか？　これはケースバイケースではありますが、適した頻度というものはあります。

患者さんからすると「毎日でも通いたい」と考えるかもしれません。治療のたびに頑固な肩こりが軽くなっていけば、それだけ早く完治できそうに感じますし、何より「施術が心地良い」ということもあるでしょう。しかしどのような治療でも、筋や骨格、神経にアプローチする治療は、体にとっては強い刺激です。それが疲労となって蓄積してしまっては本末転倒というものです。同じ理由で、一回当たりの治療時間があまりに長くなるのも良くありません。治療する側からすれば、治療の間隔が空いてしまうと、せっかく治療した部位が元に戻ってしまいますから、できるだけ高い頻度……だいたい一日おきくらいの頻度で施術したいところです。重症の場合であれば、毎日でも治療すべきだ、と判断されることもあります。しかし現

実的には、「週に二回、あるいはそれ以上」というのが適切でしょう。
ただし、これはあくまでも一般的な目安です。患者さんの状態や治療の内容、医師・治療家の判断次第ですので、疑問に思ったら遠慮なく質問してみると良いでしょう。

治療期間はどれくらいかかる？

病院や治療院で診察を受けると、診断結果とともに今後の治療計画について医師・治療家から説明があります。その際、おおよその治療期間についても教えてもらえます。治療効果の表れ方は症状の軽重や患者さんの生活習慣などによって大きく異なりますから、「どれくらいで治りますよ」とは断言しにくく、実際に治療を始めてみないと分からない、というのも確かです。ですが一般的には、最低でも週二回の治療を受けたとして三ヶ月以上はかかる、と考えておくと良いでしょう。もちろん場合によっては六ヶ月、さらにそれ以上の時間がかかることもあります。

人間の体に何らかの変化を起こすためには、ある程度の時間が必要です。痩せ型の男性がアスリートのようなたくましい体になりたいと筋トレに励んでも、望みを叶えるには数ヶ月はかかります。トレーニングの時間を三倍にしたからといって、三倍早く目的を達成できるというものでもありません。

肩こり治療では、筋肉を緩め、ずれた骨を矯正し、正しい位置に戻すとともに、再びずれることのないよう、全身を整えていきます。そのためには適切な治療頻度とともに、体を変えていくための時間も必要なのです。

「一回の施術で劇的に治る」というのは本当か

治療家の中には「ゴッドハンド」などと呼ばれる人たちがいて、その凄腕ぶりが話題になることがあります。こんなときによく使われるのが「一瞬で治す」というパフォーマンスです。真っ直ぐに立った状態から両腕を左右に上げ、頭の上で手のひらを合わせる。ごく単純な動作ですが、この動作ができない、という人がいます。両腕を肩より上に持ち上げることができないのです。しかしこうした人の体の数ヶ所に手を当てて、押したり引いたりするだけで、さっきまで上がらなかった腕がきれいに上がるようになる、というのです。

実際にやってみると分かりますが、上体を思い切り猫背にし、両肩が前に落ちた状態にすると、肩甲骨や肩関節の動きが制限されて、両腕を持ち上げる筋肉をうまく使えず、肩よりも上に上がらなくなります。ですが背筋を伸ばして両肩を後ろに引くと、簡単に腕が上がるようになります。これは人体を解剖学的にとらえ、骨格や筋肉の位置や働きを理解していれば、誰にでもできることです。

「じゃあ、こういうパフォーマンスはインチキなの？」と思われるかもしれませんが、そうではありません。

背中が丸まり、両肩が落ちた状態では、当然ながら頭が前傾してしまいます。慢性的な肩こりや首の痛みを引き起こす典型的な例です。これを一時的にせよ、正常な状態に戻したら、両腕はきちんと動くようになりますし、その状態を維持できれば、頑固な肩こりを治すこともできます。つまり大切なのは、体の異常を矯正するとともに、正常な状態を保ち続けることです。そのために医師や治療家は患者さんそれぞれに違う肩こりの原因を探り、最適な治療を提供しているのです。

肩こり治療では「一瞬で治る」「一回の施術でＯＫ」ということはありません。こりや痛みを一時的に取り去るだけならそれも可能ですが、それは一時的な効果に過ぎず、根治療法といえるものではありません。異常な状態を時間をかけて矯正していき、正常な状態に戻したら、その状態を保っていられるようにする。それが正しい肩こり治療の着地点なのです。

一時的な変化に一喜一憂は禁物

人は顔かたちと同じく性格もそれぞれに違い、まさに十人十色です。何においてものんびりと構える人もいれば、スピード第一という性急な人もいます。それぞれに長所も短所もありますから、どちらが良いと決めるわけにはいきません。しかし肩こり治療においては、あまりせっかちに考えないでいただきたいところです。

慢性化した肩こりを完治させるには、ある程度の期間が必要です。その中で、時として症状が急に軽くなったり、逆に重くなったりします。しかしそれらは一時的な変化に過ぎません。しっかりと治し、再び肩こりに悩むことのない状態に持っていくまでには、まだまだ時間が必要なのです。

ところが患者さんの中には「症状が軽くなったから」と、そのまま治療を止めてしまう方がおられます。反対に「何度か通ったけれど、こりが取れないから」と、治療を中断してしまう方もおられます。しかし完治しないうちに治療をストップさせれば、遠からずまた肩こりに悩まされるのは目に見えています。せっかく途中まで治りかけたというのに、そこで治療を止めてしまうのは、もったいない限りです。

治療家は患者さんの状態に合わせて、最善の治療プランを提案します。その過程では、症状の浮き沈みが表れることもありますが、それは一時的なものに過ぎません。途中で一喜一憂することなく治療を続け、完治を目指してください。一度きちんと治してしまえば、再び辛い肩こりに悩まされることはなくなるのですから。

あなたにピッタリの治療院の見つけ方

治療院は、実際に行ってみて選ぶ

さて、この章では「正しい治療」についてお話ししてきました。しかし問題は「正しい治療を行ってくれる治療院を、どうやって見分ければいいか？」ということでしょう。結論から言ってしまうと「実際に治療を受けてみるのがいちばん」ということになります。

ネット全盛の世の中ですから、その治療院で扱っているメニューや設備、治療理念などは、ホームページをチェックすれば分かります。院長の経歴などから、知識や技術レベルもある程度、推しはかることができるでしょう。しかし日々の治療をどのように行っているのか、さらに「正しい治療」を受けられるかどうかは、実際に行ってみて、診察を受けてみないと分かりません。

ですからまずは、自宅や勤務先から通いやすいエリアで、治療院を検索してみましょう。肩こりや首の痛みを得意としているところなら有望でしょうし、さまざまな資格や手技を持つ治療家ならば、勉強熱心で優れた技術を持っているでしょう。長らくその地で営業してきた治療院ならば、地域からの信頼も厚いはずです。院長からのメッセージや治療理念などをチェックして、数軒に絞り込んだら、実際に予約を入れて治療を受けてみましょう。その上で、治療院の良し悪しや自分に合うか合わないかを判断すれば良いのです。

治療を受けられる施設かどうか

少し話が前後してしまいますが、その施設が「治療を受けられるところかどうか」という点は最初に確認しておきましょう。

心身の疲れを癒してくれる施設はさまざまで、治療系からリラクゼーション系まで、かなりの幅があります。しかし慢性的な肩こりや首の痛みを治したいなら、治療系の施設……病院や治療院を選ぶことが第一です。そうでないと根本的な治療はできません。

また「接骨院」「整骨院」「ほねつぎ」といった名称を掲げる治療院は、国家資格を持った柔道整復師がいる証です。しかし柔道整復師は急性期の治療を行うものですから、資格取得までの段階で、慢性疾患について知識や技術を習うことはありません。そのため慢性疾患に強いかどうかは、治療家によって異なる、ということになります。

また病院や治療院の中には、ある分野に特化したところもあります。たとえば腰痛治療を得意とする院、骨盤矯正に力を入れている院。他にも膝痛や顎関節症に強い院など、それぞれに特色があります。中でも慢性的な肩こりや首の痛みは、患者数が多いこともあって、多くの治療院が重点的に扱っています。各院のホームページを見比べてみて、気になる治療院をチェックしておきましょう。

時間をかけて診察してくれるかどうか

肩こりはとても多くの要因が絡み合って起こるものですから、原因をきちんと特定するまでには、少々手間がかかります。しかし、その手間を惜しんでは正しい治療はできません。そのため初診では、どうしても問診や検査の時間が長くなりがちです。

治療院への苦情……とまでは言いませんが、患者さんが不満に感じることのひとつが「診察の時間が長くて、満足に治療を受けられなかった」というものです。「あそこは上手だよ」などと評判を聞きつけて初めての治療院に行ったけれど、問診や検査がやたらと長く、ろくろく治療もせずに終わった……。実際にこうしたことはよくあります。

しかし治療する側からすると、最初に患者さんの体の状態を正確に知り、肩こりの原因を突きとめる必要があります。ですから問診も検査も、漏れなく行わなくてはなりません。また肩こりは毎日の生活習慣が大きく影響するものですから、お酒やタバコの量、生活スタイルなど、プライベートに立ち入った話もしなくてはならないのです。これは患者さんにとって、あまり愉快ではないかもしれません。

ですが治療家が正しい治療を行うためには、そうした情報が欠かせません。逆に問診もろくにせず、すぐに治療にかかるような治療院では、正しい治療は期待できない、と判断して良いでしょう。

肩こりや首の痛みの治療は、単に肩や首回りの痛みを取り去るというものではありません。時として全身に及ぶ歪みやずれを矯正し、体を正常な状態に戻すためのものです。そうした治療を行うためには、綿密な問診や検査が不可欠なのだということは、ご理解いただきたいと思います。

時間の決まった治療メニューは便利だが…

治療院によっては、所要時間ごとに施術メニューを設定しているところがあります。お急ぎの方は二十分コース、じっくり癒されたい方は四十分コース……という具合で、リラクゼーション系のサロンでは、こうした設定がよく使われているようです。空いた時間に合わせて施術を受けることができますから、利用する側にとっては便利でしょう。

しかし肩こり治療はその原因によって、また患者さんの体の状態によって治療メニューを構築していくもの。初診の段階であらかじめ時間を決めて、その中で治療する……というのは難しいことです。

とはいえ、何かと忙しい現代人にとっては、どれほど時間がかかるのか分からないのでは、治療を受けることさえできません。また、いくら「初診は念入りに行う」といっても、決して何時間もかかるわけではありません。ですから初めて予約の電話を入れる際に「診察にどれくらいかかりますか？」と聞いてみると良いでしょう。良心的な治療院ならば「診察と検査でだいたい〇分くらいかかります」「治療一回あたり、おおよそ〇分程度です」などと教えてくれるはずです。

いずれにしても、初診予約の段階で「何分コースをご希望ですか?」などとたずねられるようなら、その治療院はあまり期待できないかもしれません。

治療に必要な患者さんの情報とは

初診の予約を入れて治療院を訪れたとき、最初に行うのが問診票への記入です。それをもとに治療家が診察し、必要な検査を行って、患者さんの心身の状態を把握します。

このとき、治療家が求める患者さんの情報とは、おおよそ次の通りです。

〈治療に必要な患者さんの情報（肩こりの場合）〉

【症状について】

- いつから、どんなときに、どのような症状が出ているのか
- 思い当たるきっかけはあるか

- こりや痛みの程度はどうか、日によって強弱はあるか
- これまでにどんな治療をどれくらい受けたか
- X線検査は受けたか、その診断はどうだったか
- 首や腰、膝の痛みや腕のしびれなど、肩こり以外の症状はないか
- 頭痛やめまい、耳鳴り、胃腸の不調、生理痛や生理不順など、不定愁訴や内臓の不調はないか

【体の状態について】

- 頚椎や脊椎の骨格に歪みや異常がないか
- 首から肩、背中の筋の状態はどうか
- 神経の圧迫による痛みやしびれが起こっていないか
- 腰痛や膝痛、頭痛やめまい、焦燥感などの関連症状がないか
- 既往症はないか
- 内臓疾患の疑いはないか
- 妊娠の可能性はないか

【生活習慣について】

- 現在受けている治療、服用している薬はあるか
- 習慣にしているスポーツはあるか
- 平均的な睡眠時間はどれくらいか
- お酒・タバコの量はどれくらいか
- 食欲はあるか
- ストレスの程度はどうか
- その他、気になっていることはないか

既往症がある場合、あるいはそのために治療を受けている場合には、診断を受けた時期や受けている治療、服用している薬などの情報が必要です。薬については、調合薬局で渡される処方薬の控えや「お薬手帳」などをお持ちいただければ大丈夫です。

また、ここには特に挙げませんでしたが、年齢や職業は重要な情報です。体を動かすお仕事なのか、デスクワーク中心なのかで、考えられる肩こりの原因が大きく変わってきます。関連症状がある場合には、それぞれについてさらに問診を重ねることもあります。生活習慣も同様

で、必要であれば細かい質問を重ね、肩こりの原因を探ることになります。

患者さんからすると「ずいぶん根掘り葉掘りと聞かれるな……」と感じられるかもしれません。しかし治療家は好奇心で聞いているのではありません。それが治療に必要な情報だからおたずねするのです。これらの情報がないまま治療を施した場合、治療効果が上がらないばかりか、場合によっては患者さんにダメージを与えることにもなりかねません。そうした危険を避けるためには、少しでも多くの情報が必要なのです。

逆を言えば、これらの重要な情報をろくろく確かめもせずに治療にかかるようなら、その治療院は遠ざけた方が良い、ということになります。

疑問や不安に応えてくれるかどうか

慢性化した肩こりは、一度や二度の施術で治せるものではありません。一時的な効果は上げられますが、完治させるにはある程度……おおよそ三ヶ月以上の時間が最低でも必要です。その間、症状は出たり出なかったりを繰り返しながら、少しずつ完治へ向かっていきます。

とはいえ、患者さんとしては不安に感じることもあるでしょう。「治療の結果に一喜一憂するな」といっても、なかなか症状が治まらないと「このまま治らない、なんてことはないのかな……」などと、心配になることもあるはずです。また自分の体の現状と今後の見通しを知りたい、ということもあるはずです。

そんなときには直接、治療家に質問しましょう。不安なこと、心配なこと、わからないこと、何でも結構です。「こんなことを聞いてもいいのかな?」と遠慮することはありません。

病院の医師も同じですが、治療院の治療家は、患者さんの治療について責任を負っています。体の状態や今後の見通しについてはきちんと教えてくれますし、疑問や質問には分かる範囲で答えてくれます。

もちろん「来月中に間違いなく治せますか?」というような質問には、治療家も答えにくいでしょう。しかし誠実な治療家ならば、分からないことは分からないと認めた上で、「それくらいには完治させたいですね」「このペースだと、もう少しかかりそうですよ」などと、見通しを教えてくれるはずです。

安心して治療を任せるためには、治療家自身の誠実さというものも、重要な要素なのです。

治療院にも「相性」はある？

よくいわれることですが、患者さんと治療家との相性というものは、確かにあります。しっかりした問診や検査を行い、疑問や質問にも分かりやすく答えてくれる。治療も確実に施してくれる……。でも、何かしっくりこない。そんな違和感を感じることがあるかもしれません。

患者と治療家とはいえ、そこは人間同士です。馬が合う、反りが合わないということはあるでしょう。そんなときには、思い切って治療院を変えるのもひとつの方法です。

ただ注意しておいていただきたいのは、何でも「相性が悪い」で片付けないことです。あなたが感じている違和感は、もしかしたら治療に対する不安であったり、疑問であったりするかもしれません。また思ったような結果がなかなか表れず、イライラしているだけかもしれません。もしそうなら、治療家に直接質問すれば良いことです。

前項でもお話ししましたが、信頼できる治療家ならば、患者さんからの質問には誠心誠意、答えてくれます。それによって不安や違和感が消えれば、「引き続き治療をお願いしよう」という気持ちにもなるかもしれません。相性の悪さが一転して、信頼感に変わるかもしれないのです。

これは医師の治療でも同じですが、完治を目指して治療を続けるためには、治療家と患者さん双方の信頼関係が必要です。そして信頼関係を作るためには、治療家はもちろん、患者さん側の理解と協力は不可欠です。このことも、患者さんにはぜひ覚えておいていただきたいと思います。

第5章 肩のこらない日常生活とは

肩こりは治療以上に予防が大切

これまでに何度も触れてきたように、肩こりの原因はさまざまなところに潜んでいます。「まさか、こんなことで……」と意外に思うものもありますが、そのほとんどは日常生活の習慣や、クセによるものです。

となると、肩こりを防ぎ、その悪化を食い止めるには、日常生活を見直し、肩こりの要因を取り除くことが第一、ということになります。

骨格のずれ、筋肉や神経の障害は、治療家でないと修正することができません。逆に知識や技術のない方がセルフケアのつもりで実践すると、治すどころか悪化させてしまうことが多いものです。特に骨格は場合によっては危険な状態になりかねません。ですから肩こりが慢性化してしまったら、まず治療家に診てもらうのがいちばんです。

しかし肩こりを防ぎ、慢性化させないための予防策は、誰にでもできます。決して難しいことではありませんし、たいして時間がかかるものでもありません。毎日の生活の中で、ちょっと気をつけておけばできることです。ぜひともそれを習慣にして、肩こりとは縁のない毎日を手に入れてください。そして残念ながら肩こりに襲われてしまったら、早めに治療家に相談するようにしましょう。肩こりは治療よりもまず予防、そして発症したら慢性化・重症化しないうちに正しい治療を受けることが大事です。

肩こりのために、自分でできること

自分でできる肩こり予防法は、意外と数多くあります。

まず生活スタイル全般の見直し、特に睡眠や運動、食事などは大事です。お酒やタバコの量は肩こりと大きな関係があります。毎日の仕事のスタイルは、大きく変えることは難しいでしょう。事務職の方は一日中デスクワークで、このスタイルを変えるというのは無理だと思われますが、その中でもできることはあります。

運動不足は肩こりだけでなく多くの疾病の原因となります。ことにデスクワーク中心の方は、日常的に運動する時間が取れれば良いのですが、それが難しいという方も多いでしょう。ですが肩こりについていえば、五分、十分くらいの短時間でできるストレッチなどを覚えておくと、疲れた筋肉を休ませ、緊張を緩めることに役立ちます。

毎日の生活の中で、自分でできる肩こり防止法。その一端を、本章でご紹介しましょう。

健康の五大要素とは？

健康的な生活に不可欠なもの

私たちの心身の健康は、ちょっとしたことでバランスを崩してしまいます。たとえば不規則な生活サイクル。出版業界や放送・マスコミなどは、時期によって繁閑の波があり、就業時間が不規則になりやすいものです。また個々の業種を見てもデザイナーやマンガ家などは常に締切に追われ、昼夜が逆転してしまうことが多いと聞きます。

また仕事が忙しくなってくると睡眠時間を削ってでも……ということになりがちですし、食事もファーストフードやコンビニ弁当で手早く済ませるなど、どうしても乱れがちになってしまいます。

こうした生活スタイルが長く続くと、精神的なストレスが積み重なっていきます。心の疲れは体の疲れと同様、あまり重くならないうちに解消するのがいちばんなのですが、それがうまくできないケースもあるでしょう。そうなると、心身ともに疲れが溜まっていくばかりです。

では心身の健康を保ち、体に表れた異常を治療するためには、何が必要なのでしょうか？

それを突き詰めていくと、「健康の五大要素」に行き当たります。

健康を保つ五つの要素

健康を保つためには「健康の三大要素が重要だ」ということがよくいわれます。これは生物が生きていくために不可欠のもので「栄養・運動・睡眠」を指します。

しかしこれらはあくまでも健康な体を維持するための、最低限のラインです。すでに健康を損ない、体に異常が表れている人に対しては「正しい治療と前向きな精神状態」という、ふたつの要素を加えることが必要です。

これら五つが健康の五大要素です。それぞれについて、簡単にご説明しましょう。

【バランスのとれた栄養摂取】

どんな生物にとっても、食べることは生きることに直接つながる大切なこと。しかし重要なのは、そのバランスです。ことに現代の日本で叫ばれているのが「野菜不足」です。

厚生労働省によれば、成人一人が一日に摂るべき野菜は三五〇グラムとされています。ところが二〇一八年の統計では、日本人の平均野菜摂取量は、男性で二九〇・九グラム、女性で二七三・三グラム。調査対象となった二十代以上のすべての年代で、目標値である三五〇グラムをクリアできていません。

主食と主菜、それに副菜を組み合わせたバランスの良い食事を「ほとんど毎日摂っている」というのは全体の半分以下で、「手間がかかる」「時間がない」などの理由から、そうした理想的な食事を摂れていない層も目立ちます。

確かに、伝統的な日本の家庭料理のような、一汁三菜の食事を毎回摂るのは難しいかもしれません。一人暮らしの若者や、夜遅くまで仕事に打ち込む働き盛りの世代であれば、手軽に食べられる丼物やファーストフードが増えてしまうのも仕方ないでしょう。

しかし食事は健康の基本です。食生活の乱れは肩こりだけでなく、他の多くの疾病にも関わりますから、決して軽視できません。

【適度な運動】

世の中が便利になればなるほど、私たち現代人は体を動かすことから遠ざかっていきます。しかし人間も動物の一種ですから、本来はある程度体を動かすことで、健康を保てるようにできています。それを思えば、朝晩に自宅周辺をランニングしてみたり、勤務先のひとつ手前の駅で電車を降りて、ひと駅分を歩いてみたりというのは、健康作りのためには良い習慣です。

健康作りのための運動は、日常的に長く続けることが肝心。ですから手軽にできる軽負荷のものが適しています。ジムやプールに通うのも一法ですが、スクワットや腕立て伏せなら、特別な器具を使わず、思い立った時にできますから好適でしょう。雨の日でも運動できますし、何よりお金がかかりません。

ただし慢性的な肩こりがある場合、頚椎に歪みやずれが起こっていると、運動によって悪化する場合もあり得ます。ですから始める前に、まず医師・治療家に相談することを忘れないでください。

【質の高い十分な睡眠】

昼間、さまざまな活動をした体には、多くの疲労が残っています。それらの疲労を取り去り、皮膚や内臓などの傷んだ場所を修復するには、十分で良質な睡眠が必要です。生活サイクルが不規則だと睡眠不足になりやすいため、なおさら健康を害するリスクが高まってしまいます。まずは必要な睡眠時間を確保するところから始めましょう。

さらに時間が十分でも、睡眠の質が悪いと体を休めることができず、目覚めた時に「疲れが取れていないなあ」と感じてしまいます。ベッドのマットレスが柔らかすぎたり、枕が合っていなかったりということも考えられますから、治療家に相談してみると良いでしょう。

また、睡眠の質はストレスの軽重によっても違ってくるものです。仕事が多忙であったり大きな悩みごと抱えていたり。そんな時には「安心してゆっくり眠る」ということ自体が難しいでしょう。趣味やスポーツ、カラオケなどでストレスを発散したり、友だちとお酒やおしゃべりを楽しんだり、上手な気分転換を図りましょう。

【正しい治療を受ける】

体の異常に対しては、正しい治療を受けてきちんと治す、というのが基本です。それは肩こりや首の痛みでも変わりません。これまでにお話ししてきた内容を踏まえて、良い治療院を見分け、安心できる治療家の施術を受けましょう。

ただ、治療院のオフィシャルサイトや店舗の外観を見ただけでは、そこが正しい治療を行ってくれるかどうか、判然としません。少々手間はかかりますが、予約の電話を入れて、一度治療を受けてみることです。その上で「ここなら大丈夫！」と判断できれば、引き続き治療を依頼すれば良いでしょう。

また治療によって肩こりが完治した後も、定期的なメンテナンスを受けることで再発を予防することが可能です。バランスの悪い食事、運動不足、十分とはいえない睡眠。さらにさまざまなストレスにさらされている現代人にとって、体の具合を定期的にチェックしておくことは、重要な自己管理のひとつでしょう。

【前向きな精神状態】

心の状態は体にも影響を与えます。ストレスで胃が痛くなった……というようなことは、誰でも経験していることでしょう。ですから体の健康を考える時には、同時に心の健康も考える必要があります。

また心の健康は、それ自体が大きな問題になってもいます。広く普及し、さらに発達していくITによって仕事の効率化・高速化が進む反面、その進化のスピードに人間がついていけず、そのためにストレスばかりがふくらんでいき、ついには心を病んでしまうという例も、増えているのではないでしょうか。

健康的な生活を送るためには、体だけでなく心の健康も重要です。まして肩こり治療を進めるのであれば、治療に対してどのような意識を持っているかによって、治療効果が左右されるということも、実際に起こります。「この治療院も、あまり効かないかもしれないな……」というマイナスなイメージを患者さんが持っていると、それは治療の成果にも表れてきます。

ですから肩こり治療を受けるならば、いくつかの治療院を試してみるつもりで臨むことです。回り道に思えるかもしれませんが、実はこれがいちばん確実なのです。安心して治療を任せられる治療院、治療家を見つける手間を、惜しむべきではありません。もちろん、最初に訪れた治療院が満足のいくところなら、それに越したことはありません。

飲酒や喫煙でも痛みが起こる

お酒やタバコが肩こりに影響するメカニズム

お酒やタバコが、なぜ肩こりに影響するのか。ちょっと不思議に感じるかもしれませんが、これには自律神経が関係しています。

たとえばお酒を飲み過ぎると、胃や腸が荒れて、肝臓に負荷がかかります。これらの内臓は少々傷んでも自己修復機能が高いので、すぐに元通りに回復します。しかしそうしたことが日常的に続くと修復が追いつかず、常に傷んだ状態になってしまいます。その肉体的なストレスは自律神経の機能を乱し、その刺激が感覚神経にも波及して、腰痛や肩こりの痛みとなって表れるのです。

タバコの場合は、もう少し直接的です。タバコに含まれるニコチンは多くの疾病との関連が指摘されていますが、これは自律神経に直接作用しますし、ホルモンなどの内分泌系の働きを乱すことも知られています。また血管収縮作用を持つことから、筋肉の血行不良による肩こりを、さらに重くしてしまう可能性が高いのです。

実際に、酒量が多い方、愛煙家の方は、肩こり治療をしていても治療効果が出にくく、治療期間が長くなりがちです。アルコールもニコチンも、それだけ肩こりに与える影響が大きい、というわけです。

禁酒・禁煙できればいちばんだが…

「酒は百薬の長」といわれ、「憂いを払う玉箒《たまぼうき》」などともいわれます。タバコも同様で、それをたしなむ人にとっては心身をリラックスさせる大きな楽しみのひとつ。いきなり断つというのも、難しいかもしれません。

ですからまずは日々の飲酒量・喫煙量をチェックして、少しずつ減らす工夫をすると良いでしょう。お酒についてはは肝臓を休ませるためにも、週に数日の休肝日を設けたいものです。

本来ならば、まずタバコについてはきれいサッパリと止めてしまうのがいちばんです。ニコチンは体にとって明らかに毒物ですから、摂取しても良いことは何もありません。「禁煙したいけれど、なかなか止められない」という場合には、病院の禁煙外来を受診するのも良いでしょう。

　またお酒については、過度の飲酒は内臓に負担をかけ、眠りを浅くする原因にもなりますから、量が過ぎるのは禁物です。ただし、適量のお酒を楽しむことで、かえって健康を維持できるという調査結果は多数あります。ですから自分の適量を知り、控えめに楽しむ……というのがいちばんかもしれません。

理想的な姿勢を心がけよう

まずは自分の姿勢をチェックしてみる

人間の体は、正しい姿勢を保っていてこそ各部の機能が正常に保たれます。姿勢が歪んでしまうと、それによって筋肉が疲労して骨格のずれが起こり、筋肉のこりや痛みを招いて、さらに内臓にも悪影響が表れます。何度も例として上げている頚椎の歪みは典型的なものですし、全身に歪みが及んでいる場合もあります。

自分の姿勢が正しいかどうか。これは、自分自身ではなかなか確認できませんが、スポーツジムやサウナなどでは壁一面に鏡が張ってあるところもありますから、こうした場所を利用すると良いでしょう。

まず鏡から少し離れて真っ直ぐに立ち、両足の内側のくるぶしから頭頂部を結ぶ線を中心線とします。この中心線を基準として両肩が水平、骨盤も水平、そして左右対称ならば、問題ありません。理想的な姿勢です。両肩や骨盤が傾いていたり、水平だけれども左右どちらかにずれていたりしたら矯正が必要ですが、こうした歪みのある人は意外と多くおられます。

体の前後の歪みをチェックする場合は、まず耳の穴、肩の先端の「肩峰《けんぽう》」と呼ばれる骨、膝関節の中央、外側のくるぶし、この四点が一直線上に揃っているのが正しい姿勢です。さすがにこれはセルフチェックできませんから、治療家に見てもらうのがいちばん確実です。

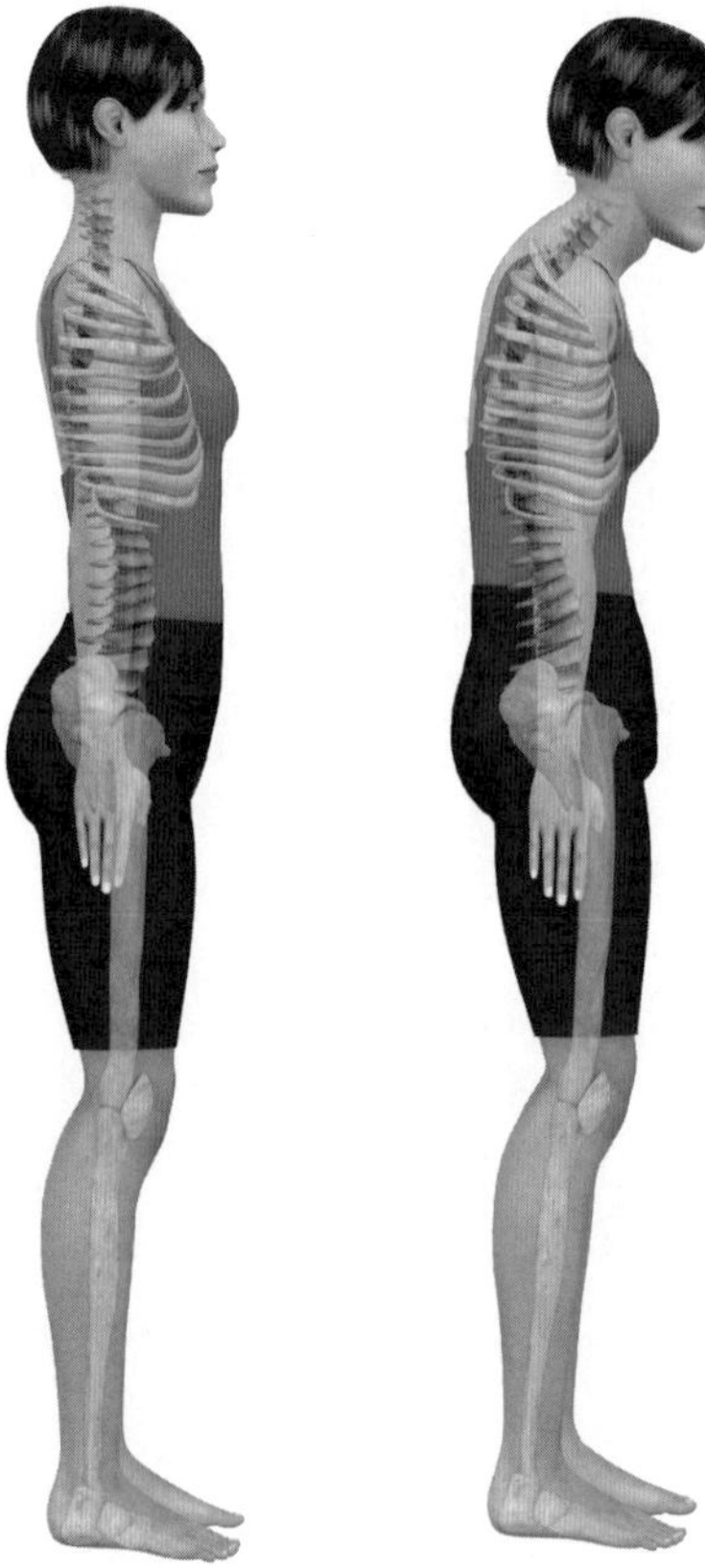

〈体の前後の歪み〉
正しい姿勢（左）と、前屈した姿勢（右）

理想的な「座り姿」は？

前項でお話ししたのは立ち姿の話ですが、では椅子に座った時にはどのような姿勢が良いのでしょうか？

立った姿勢では、上体の重さは腰にかかり、それを脚が支えるという形になります。しかし椅子に座った状態では、上体の重さをすべて腰で支えることになります。そのため腰への荷重は立った場合の三倍になる、といわれます。この高荷重をどのように支え、逃がすのかという点が重要になるのですが、実はここから先は専門家の間でも議論が分かれており、「理想的な座り姿」というものが確定できていません。

ただ何度もお話ししたように、上体が前屈みになったり、顔を下向きにしたりという状態が長時間続くのは良くありません。ですから仕事用のデスクや椅子の高さは重要です。もっとも、デスクのほうは高さ調整ができるものはほとんどないでしょうから、椅子の高さを調整して快適なポイントを探っていくと良いでしょう。

またPC画面も高さを変えてみて、体への負担が軽く作業上も問題ない高さを探してみましょう。近ごろではデスクトップマシンではなくノートパソコンで作業する会社も多いようですが、ノートパソコンではどうしても視線が下向きになり、長時間の作業では首や肩への負担が大きくなります。外付けのモニターを接続するなどして、体への負担を和らげるよう、工夫してみましょう。

スキマ時間でできる効果的なストレッチ

首と肩に疲労を溜めこまないように

さまざまな工夫をしても、やはり長時間のデスクワークでは体に負荷がかかり、疲れが溜まっていきます。ですが溜まった疲れをこまめに解消できれば、肩こりを重症化させず、慢性化を防ぐこともできます。

ここでは仕事の合間のちょっとした時間にできる、簡単なストレッチをご紹介しましょう。思いついた時に実践すればOKですし、「二時間に一回」などと、時間を決めておけばなお効果的です。

肩こりも首の痛みも、自覚症状がないケースも意外と多くあります。「気づいたら、肩がこわばり頚椎が歪んでいた」などということがないよう、ぜひ今日から実践してください。

エクササイズにあたっての注意事項

ここでご紹介するエクササイズは高度なものではなく、誰でも活用できるものです。しかし慣れるまでは、めまいやふらつきを感じることがありますから、安全な場所で、必ず椅子に座って行ってください。最初は無理をせず、少ない回数、短い秒数から始めてください。また体を動かす時には痛みを感じない程度の、気持ち良い範囲までにしてください。エクササイズの最中に痛みが出るようなら、すぐに中止し、体を休めてください。

【頚部のエクササイズ①】

楽な姿勢で椅子に座り、頭を真っ直ぐに立てて正面に向けます。これが最初の姿勢、ニュートラルポジションです。

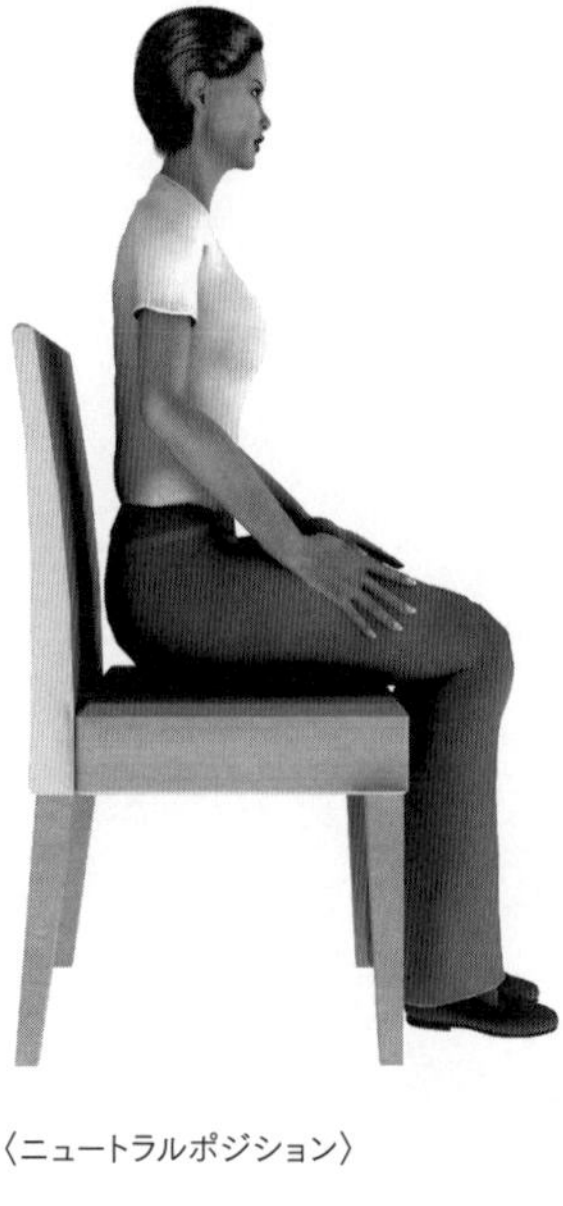

〈ニュートラルポジション〉

次に、両手でゆっくり顎を前から後ろに押します。顔を下向きにするのではなく、頭部全体を後方に平行に押し込むイメージです。顎を押した状態を十秒間維持したら、ゆっくりと両手の力を抜き、元の位置に戻ります。これを十回繰り返します。

【頚部のエクササイズ②】

楽な姿勢で椅子に座り、ニュートラルポジションをとります。顎の下に両手を当て、下から上に、ゆっくりと押しあげます。顎を押しあげた状態を十秒間維持してから、ゆっくりと顔を正面に戻します。これを十回繰り返します。

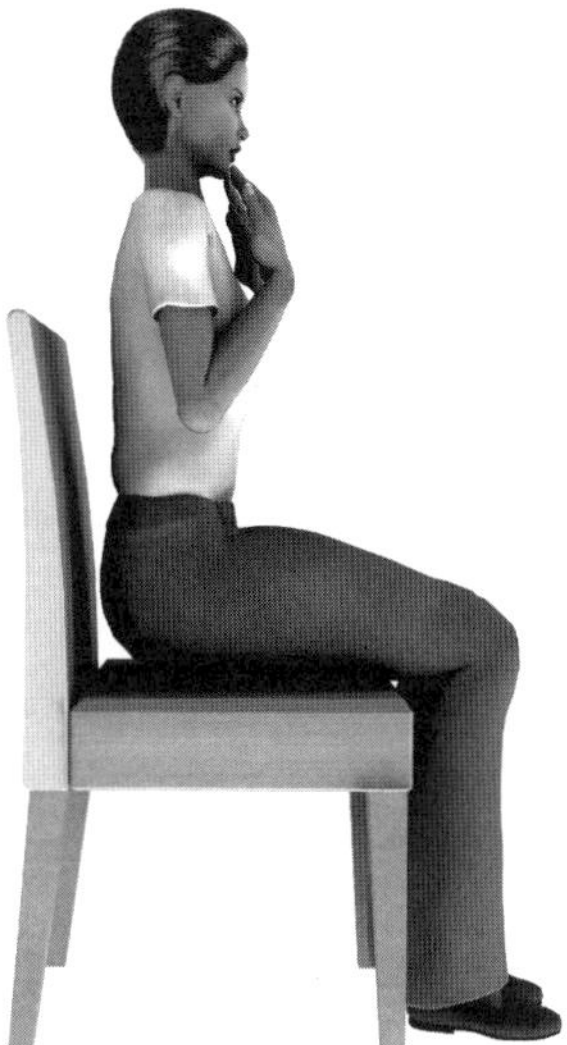

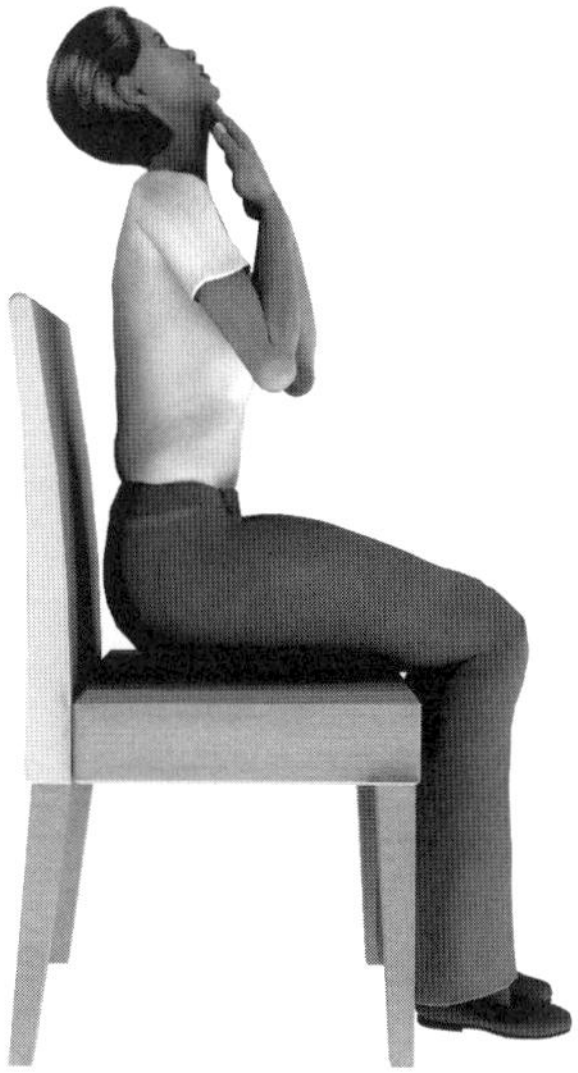

【胸部・背部のエクササイズ】

両腕を前方へ水平に上げ、肘から前腕を九十度、上に曲げます。ゆっくり息を吐きながら、肩甲骨の間を狭めるように腕を横に広げ、大胸筋を開いていきます。そこから息を吸いながら、腕を前方に戻します。ポイントとしては、腕を動かす時に反動をつけないこと、顔を少し上向きにして、頭を前に倒さないこと。また肩を持ち上げず、リラックスさせておくことです。十回を一セットとして、三セット行います。

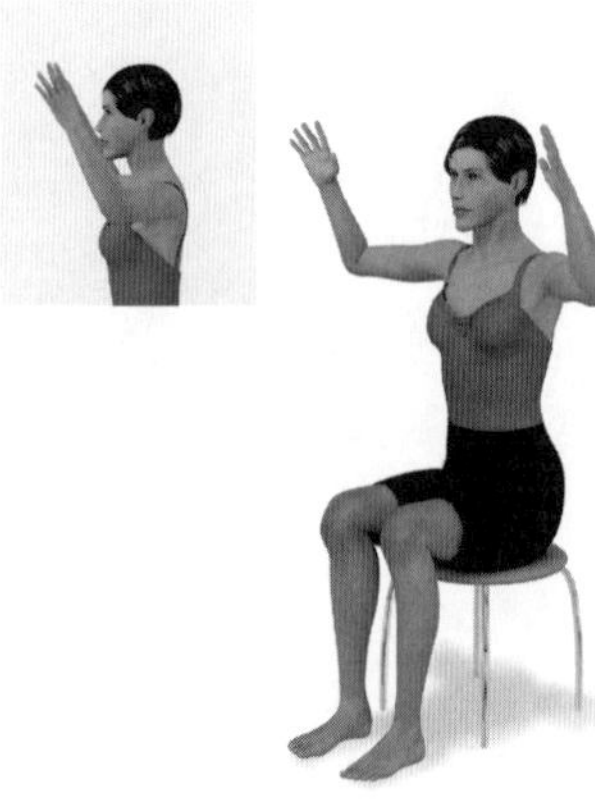

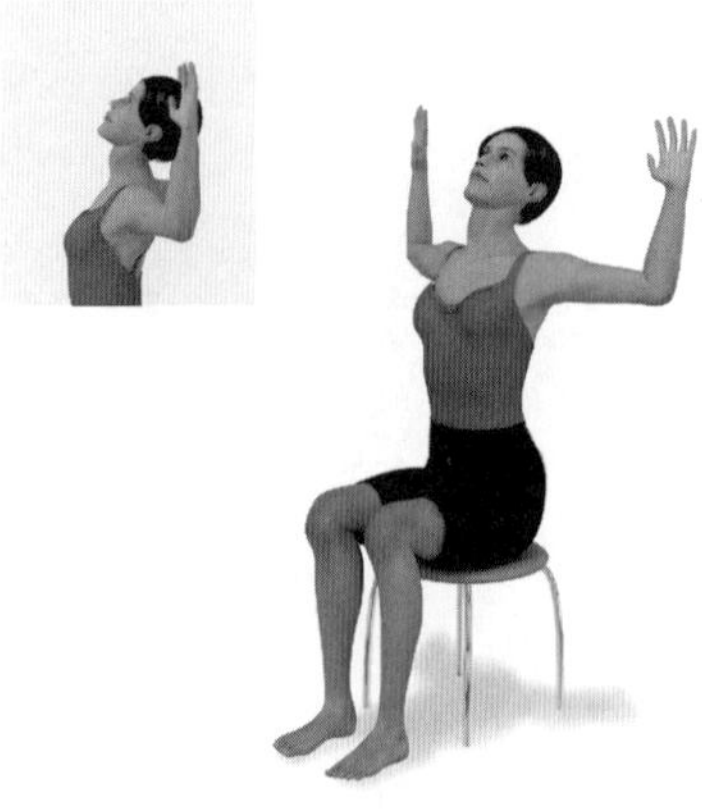

【胸部と頚部のエクササイズ】

まず背後で両手を組みます。ゆっくり呼吸をしながら胸を開いて、顔を上に向けていきます。同時に組んだ腕を後ろに伸ばし、喉の両側を伸ばします。反動をつけずに行ってください。しっかり伸ばした状態を三十秒キープし、それを三回繰り返します。負荷が大きいので、最初は十五秒から始めると良いでしょう。

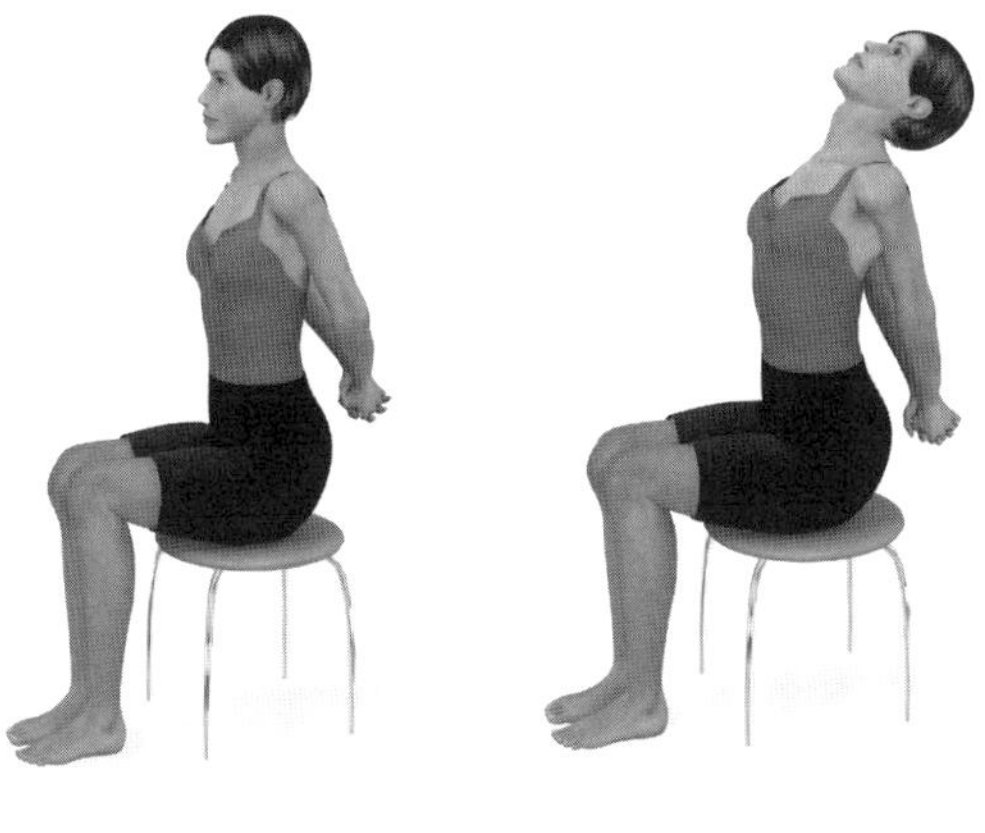

第6章　全国のおすすめ治療院リスト

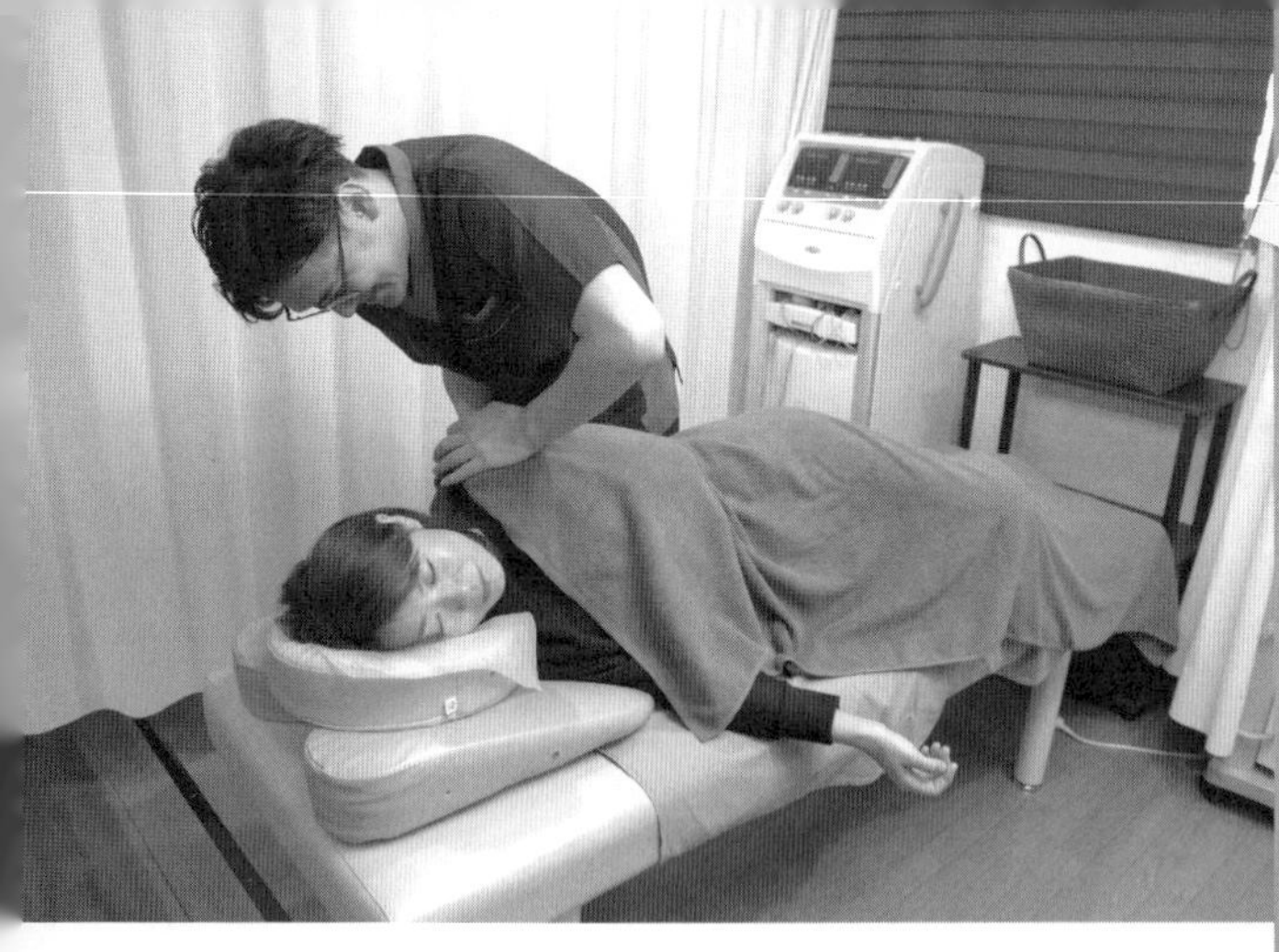

Clinic No. 01

痛みに苦しむ人に寄り添い　十万人の人生に貢献した根本治療を施す

治療院アテオス

三浦純也 先生

慢性化した肩や腰の痛みは、筋肉を揉みほぐすだけでは完治させることはできない。しかし根本治療を施すことで、身体機能まで改善することができる。

●みうら じゅんや

高校卒業後、仙台接骨医療専門学校に進学。在学中より整骨院三年間、卒業後はカイロプラクティックに特化した整骨院に十年間勤務し、知識と技術を学ぶ。のちに分院長として二年間、グループ院を任され、その後独立、二〇一四年に治療院アテオスを開業。現在まで延べ十万人の施術を経験。「痛みに苦しむ人の人生に貢献する」を自らの使命として日々の診療にあたる。

入念な検査と問診、施術の説明を重視する。ことに患者さんが自分自身の体の状態を把握し、それに対してどのような効果を狙ってどのような施術を行うかを十分に理解できるよう努め、その上で治療計画を立案し治療を施す。この姿勢が厚い信頼を生み、近隣はもちろん遠方から訪れるリピーターも数多い。

筋肉・神経・骨に対する根本的な治療を主軸とし、一時的な症状の改善ではなく、根本原因の改善と身体機能の回復を目的とした治療を施す。そのため長期にわたる慢性的な腰痛、腰椎椎間板ヘルニア、脊柱管狭窄症など、単純な筋肉の弛緩では改善しにくい患者さんが多いが、治療後には痛みの改善はもちろん、身体機能の回復・向上による日常生活での身体への負荷軽減も実現する。

「治療院を何軒回っても良くならない」と嘆く人々や、何度治療を受けても症状が改善しない人々にとっての駆け込み寺でもあり、健康への航路を照らす灯台ともいえる存在。

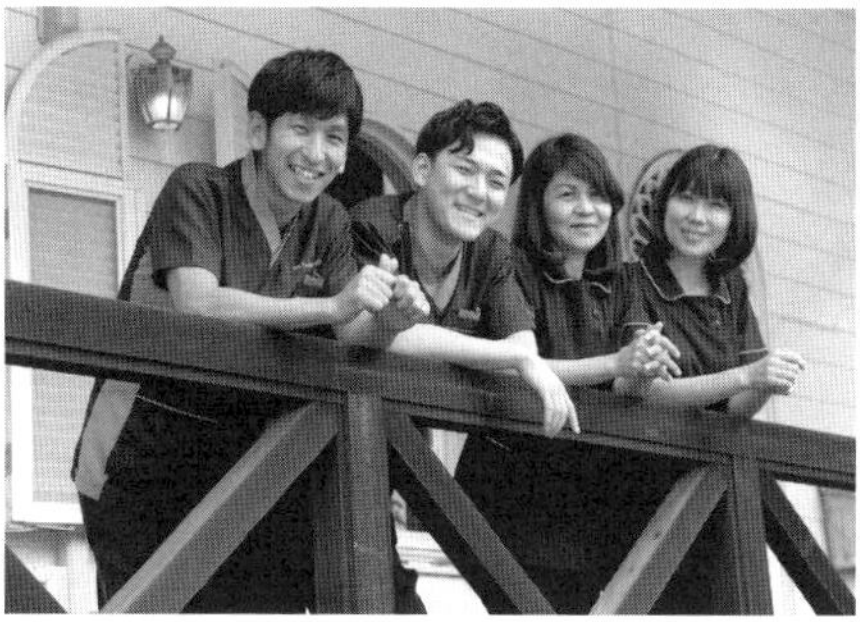

INFO.

治療院アテオス

〒983-0014　宮城県仙台市宮城野区高砂1-17-12

診察時間	
平日	9:00-12:00／14:30-19:00
水・土	9:00-12:00
休診	日・祝

電話 022-207-5550
HP https://ateosu-seitai.com/

●**交通アクセス**：仙石線陸前高砂駅より徒歩5分
駐車場8台あり

名取とがし整骨院

Total Body Maintenance

Clinic No. 02

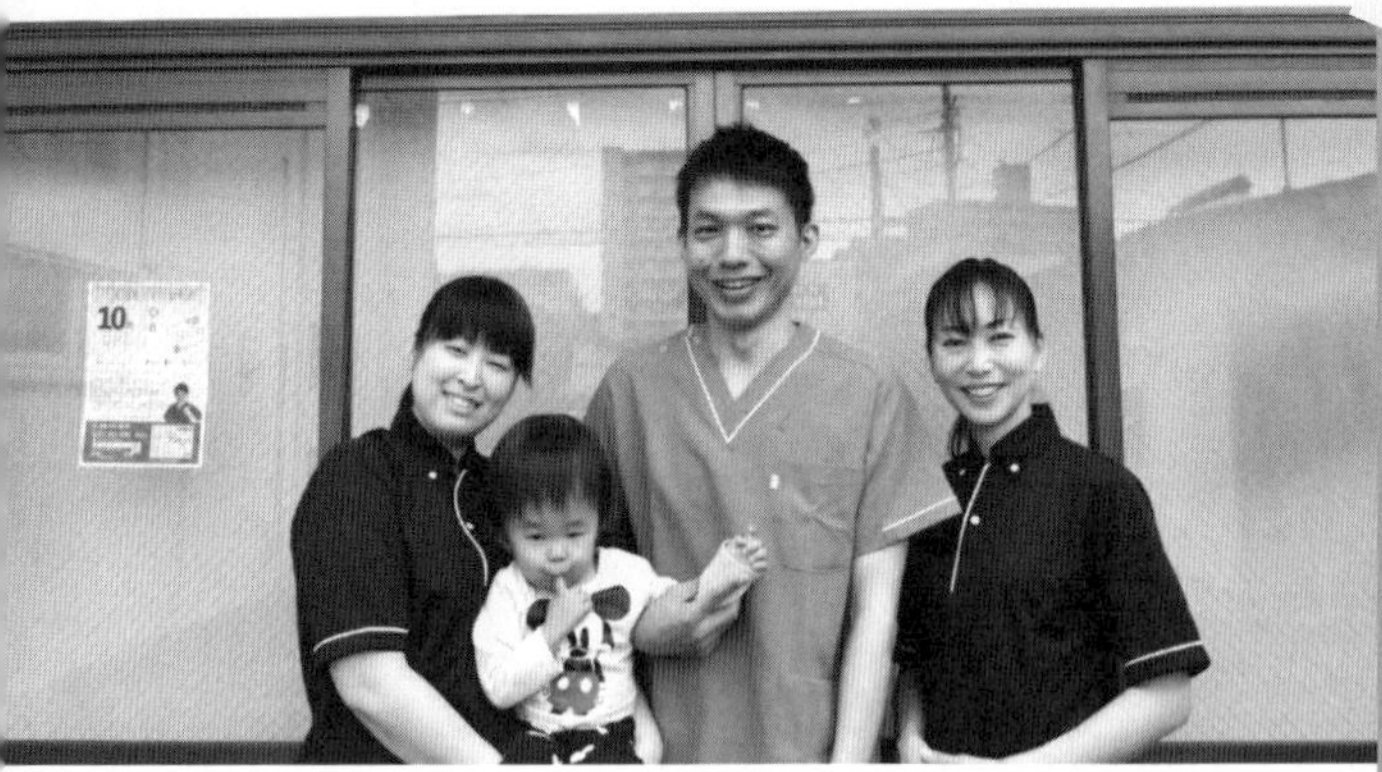

繰り返す痛みや不調を改善し すべての人の笑顔と喜びを全力でサポートする

名取とがし整骨院

冨樫利哉 先生

食事と生活習慣、さらに心理的状態を整えることで本来の回復力を高め、ボディとマインドを健全に保つことをコンセプトとする治療院。

●とがし としや

宮城県岩沼市出身。高校卒業とともに湘南医療福祉専門学校へ入学、鍼灸師の資格取得。東日本医療専門学校で柔道整復師の資格を取得。デイサービスと整骨院を兼ねた施設で経験を重ね、幅広い治療の可能性を模索したのち、全日本オステオパシー学院へ入学。オステオパシー・ドクターのもと『オステオパシーの哲学と理論』を二年間学び、ＯＴＭ修了証を取得。二〇一九年、名取とがし整骨院を開院。

「何度治療を受けても、すぐに再発してしまう」。こうした悩みを持つ患者さんは数多い。何軒もの治療院を転々とし、一時的に回復するものの、すぐに再発してしまう……。この現象は、根本的な原因が改善されていないことで起こるものだ。そのため当院の治療は不調の根本原因を探るため、筋・筋膜、靭帯、骨格、神経のすべてを、徹底的にチェックするところから始められる。

その最大の特徴は「間接法」だ。これは一般的なストレッチとは逆で、筋肉や神経がリラックスする方向へ誘導していく。「伸ばす」のではなく「緩める」のである。この手法によって身体の緊張を解除して、歪みを修正しながら回復力を高めていく。

さらに当院が理想とするのは、心身両面にわたる健康だ。そのため身体だけでなく心のあり方にも踏み込み、身も心もリラックスした健康な状態を理想とする。街中を明るく、元気にすることを目指し、日々の診療にあたっている。

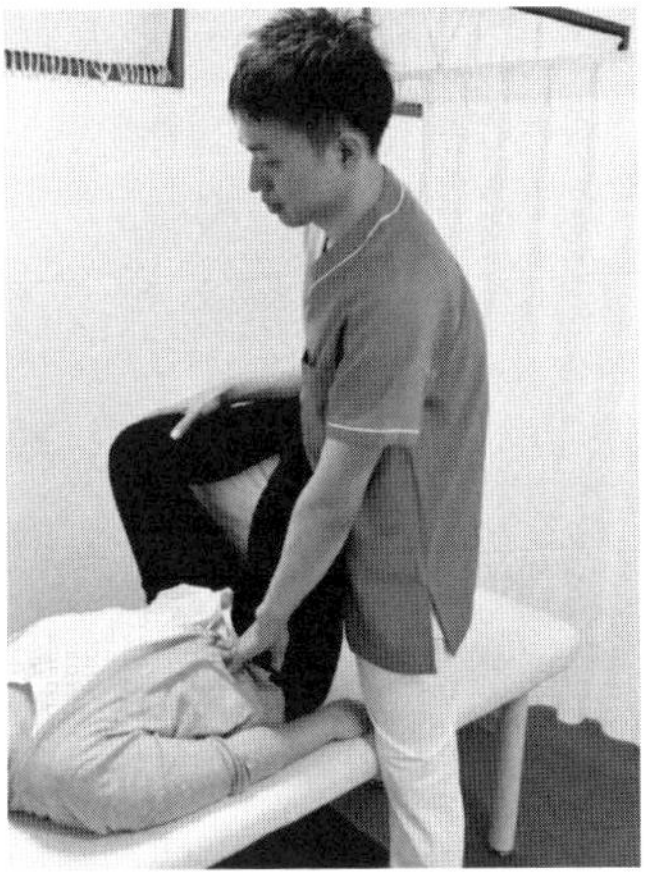

INFO.

名取とがし整骨院

〒981-1224　宮城県名取市増田5-1-5

診察時間	
平日	9:00-13:00／15:00-20:00
日	9:00-13:00　※不定休あり
休診	月

電話 022-393-7880
HP https://natori-togashi-seitai.info/

●**交通アクセス**：JR名取駅より徒歩2分
駐車場4台あり

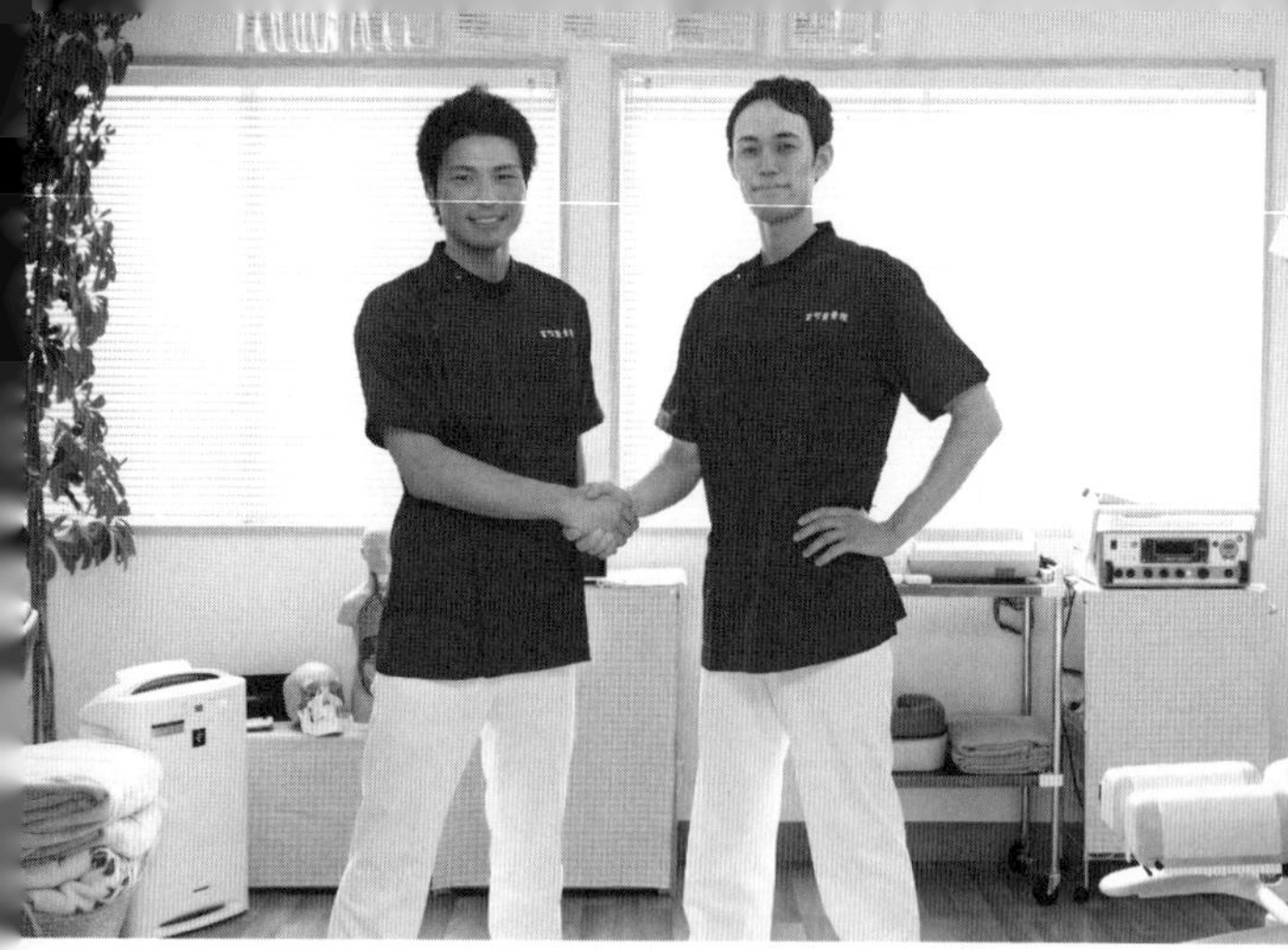

Clinic No. 03

体の歪みや姿勢の崩れを整えて五年後、十年後までも続く健康を手に入れる

宮町整体院

渡辺知樹 先生

「やりたいことができる」幸福は、健康な体があればこそ。そうした人々の健康的で幸福な日々を実現するため、熟練の手技で応えてくれる治療院。

●わたなべ ともき

山形市出身。山形南高卒業後、筑波大学にてスポーツ医学を学ぶ。卒業後は仙台で修業。国家資格を取得後、宮町整骨院を開院。定期的にセミナーへ参加し、「日々精進」という信念の下、勉強し続けている。十五年以上の臨床経験をもとに、姿勢矯正をメインとして、痛みの原因を取り除く治療を徹底して行う。痛みや不調を再発させないことと、高いレベルの健康を手に入れて維持していくことを目指し、治療にあたる。

本人が気づいていないような体の歪みや姿勢の崩れにアプローチし、長年の痛みや繰り返す辛いしびれを解決してくれる治療院。整体、カイロプラクティックの手法を主軸とし、姿勢矯正と背骨矯正によって全身の状態を整える根本治療を施すことで「患者さんが五年後も十年後も、好きなことができる体を作る」ことを目標とする。

院長・副院長それぞれが、過去に原因不明の腰痛に襲われた経験を持つ。西洋医学的手法では歯が立たなかった症状が根本治療によって劇的な改善を見せ、両者ともに「痛みの起こらない体」を実現したことから意気投合。繰り返す痛みや辛さに苦しむ人を救い、健康で充実した毎日を楽しんでもらおうと日々の治療にあたっている。

また治療だけでなく、食事や運動などの生活習慣、メンタル面でのアドバイスも行うことも当院の特徴。治療を終えた後でも健康を維持し、元気に過ごせるよう、必要なサポートを積極的に行っている。

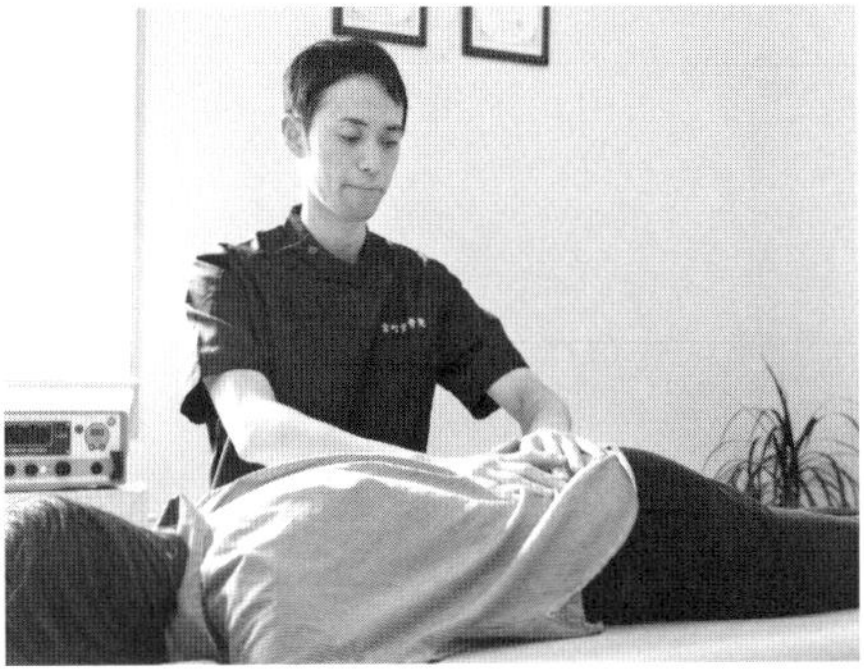

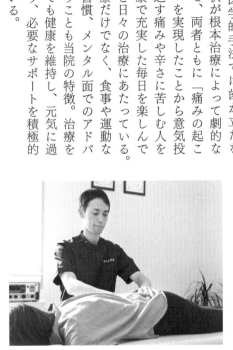

INFO.

宮町整体院

〒990-0057　山形県山形市宮町5-3-17

診察時間	
平日	9:00-12:00／15:30-20:30
土	9:00-17:00
休診	木・日・祝

電話 023-600-3893

HP https://seikotsuin-miyamachi.com/

●**交通アクセス**：JR山形駅より車で10分、北山形駅より徒歩10分
駐車場5台あり

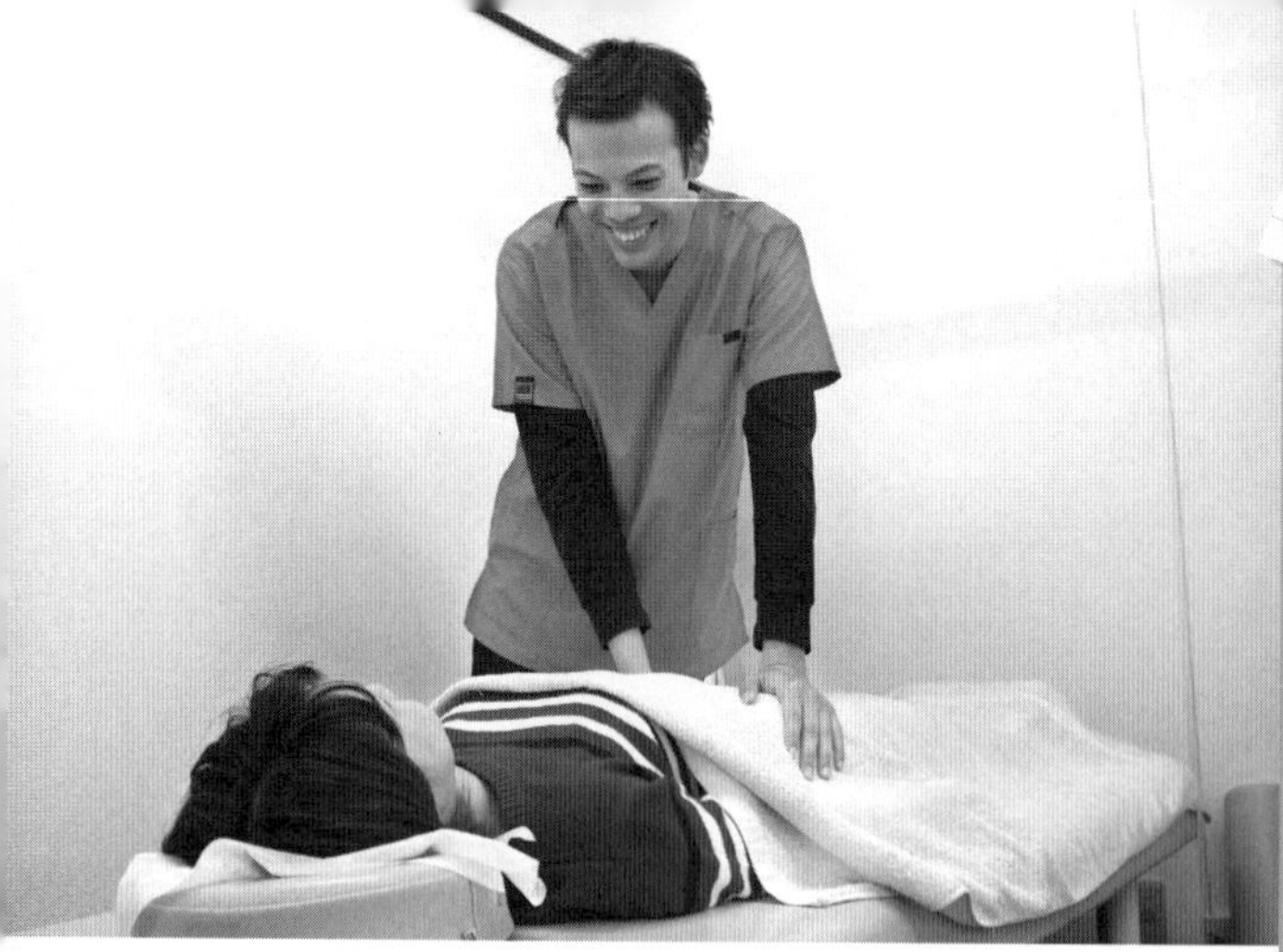

Clinic No. 04

根本治療ですべての人たちを健康へと導き充実した毎日を楽しんでいただきたい

幸福堂　わく整骨院

和久貴幸　先生

心身ともに健康であればこそ、やりたいことを存分に楽しめる。生活の質を向上させ、充実した毎日を実現するため、根本治療を提供し続ける。

●わく　たかゆき
高校卒業後、専門学校に入学、柔道整復師資格を取得。卒業後は五年間にわたって実務経験を積み、二〇一六年六月に独立、「幸福堂わく整骨院」を開業。

「一人でも多くの人を幸せにし、福島を元気にしたい」という思いを胸に、日々の診療にあたる。

院長は中学・高校時代、サッカーに没頭していたが、ケガが原因で練習や試合に参加できない辛さを痛感。同時に治療のために通った整骨院での治療に感銘を受ける。この経験から「体の不調のために、好きなことを楽しめない人たちのサポート役になりたい」と、治療家の道を選ぶ。

その施術は単に痛みを取るだけにとどまらず、不調を引き起こす根本的な原因にまでアプローチし、解消することを旨とする。結果として生活の質までも向上し、充実した日々を提供することを目的としている。

また、こうした根本治療の前提条件として問診・検査・カウンセリングを徹底して行うことも大きな特徴で、他の治療院で改善が見られず、当院を頼りにする患者さんは多い。慢性的な肩こりや腰痛、交通事故の後遺症などのほか、産後の体調不良や生理痛などにも対応している。

キッズスペースを設けたり、体への負担が軽い治療用ベッド「トムソンベッド」を導入したりと、施設や機器の面でも充実を図る治療院。

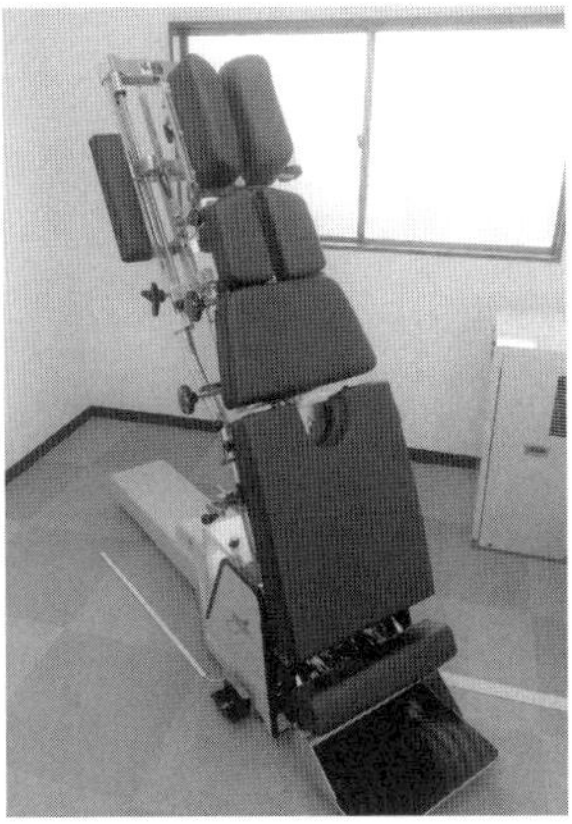

INFO.

幸福堂 わく整骨院

〒963-8025　福島県郡山市桑野1丁目5-16 深谷ビルA棟101号

診察時間	
平日	9:00-13:00／15:00-19:00
水・土	9:00-13:00
休診	日・祝

電話 024-926-0877
HP https://koriyama-seikotsuin.com/

●**交通アクセス**：JR郡山富田駅より徒歩29分　福島交通 郡山市役所バス停より徒歩5分
駐車場6台あり

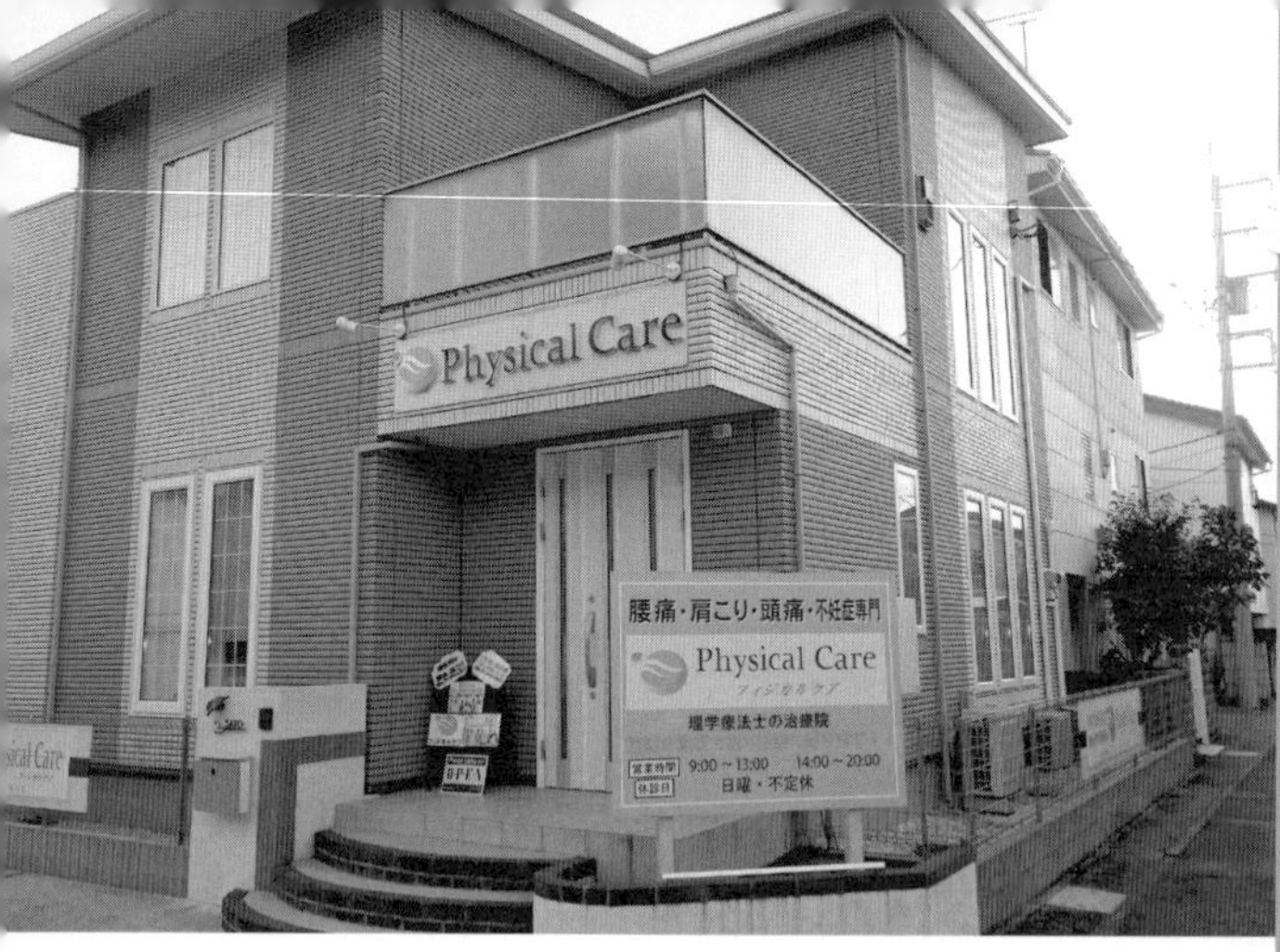
Physical Care
腰痛・肩こり・頭痛・不妊症専門
Physical Care
フィジカルケア
理学療法士の治療院
営業時間 9:00～13:00　14:00～20:00
休診日 日曜・不定休
OPEN

Clinic No. 05

県外からも来院者が絶えない筋膜マニピュレーションを駆使した根本治療

小山筋膜整体フィジカルケア

佐藤正史 先生

「本当の健康を取り戻すことは、病院に通い続けて手術を受けたり、薬を飲んだりすることではない」。院長自身の経験からの学びを実践する治療院。

●さとう まさふみ

理学療法士として、総合病院および整形外科で十二年勤務ののち、自らが理想とする治療の形を実現するため、独立開業。ドイツ徒手医学日本アカデミー認定Manual Therapist、国際マッケンジー協会認定Cred MDT、キネシオテーピングインストラクター、分子整合医学美容食育協会認定ファスティングマイスター二級。現在は筋膜マニピュレーションを治療に導入し、多くの患者さんの痛みを改善し、健康へと導いている。

「薬に頼らない本物の健康を提供する」「再発しない体を作る」「すべての患者さんに笑顔を」と、三つの理念を掲げる治療院。治療師のみならず、セラピスト、受付スタッフまで患者さんに優しい対応に努めている。

当院の特徴は理学療法士である院長が行う、筋膜マニピュレーション。筋膜とは筋繊維の一本一本、さらに筋肉の束を包む膜であり、内臓にもつながっている。そのため「第二の骨格」ともいわれるほど重要な組織で、癒着や硬直が起こると内臓や神経にも悪影響を与えてしまう。当院ではこの筋膜にアプローチすることで、姿勢の歪みだけでなく自律神経の働きを調整し、正常化できる。肩こり、腰痛、頭痛などの症状は日常生活での不自然な姿勢や、仕事中の無理な動作によって発生するケースが多いが、姿勢の修正で身体的ストレスを軽減することで、症状を改善することができる。そうした発想から「再発しない体を作る」を理念とし、短期的な改善に惑わされない、本物の根本的な治療を提供している。

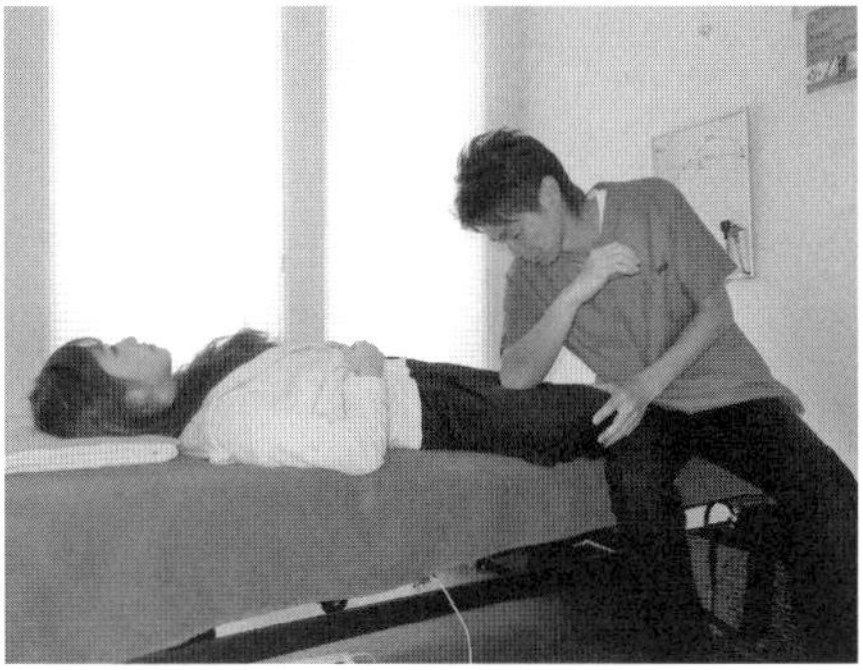

INFO.

小山筋膜整体フィジカルケア

〒323-0034　栃木県小山市神鳥谷1-21-11

診察時間	
平日	9:00-13:00／14:30-20:00
土	9:00-13:00／14:30-20:00
休診	日　※不定休あり

電話 070-1401-1451

HP https://小山市整体.xyz/

●**交通アクセス**：JR小山駅より車で8分　JR間々田駅より車で13分
駐車場4台あり

Clinic No.
06

姿勢の歪みを矯正することで地域の方々の健康寿命を延ばす

石井すこやか整骨院

石井貴樹 先生

姿勢の歪みを、継続的な治療を施すことによって矯正していくことで、慢性的な痛みの改善だけでなく異常を起こさない体へと誘導していく治療を施す。

●いしい たかき
中学時代、部活中に負った左腕のケガが整形外科で治療できず、整骨院での治療で回復したことから、治療家を志す。高校卒業後、地元企業に就職するものの治療家への夢を捨てきれず、周囲の反対を押し切り退職、専門学校へ。卒業後は首都圏を中心に展開する治療院グループに勤務、さまざまな症例を経験するとともに店舗運営を学ぶ。二〇〇九年、二十八歳で独立。千葉県茂原市にて石井すこやか整骨院を開院。

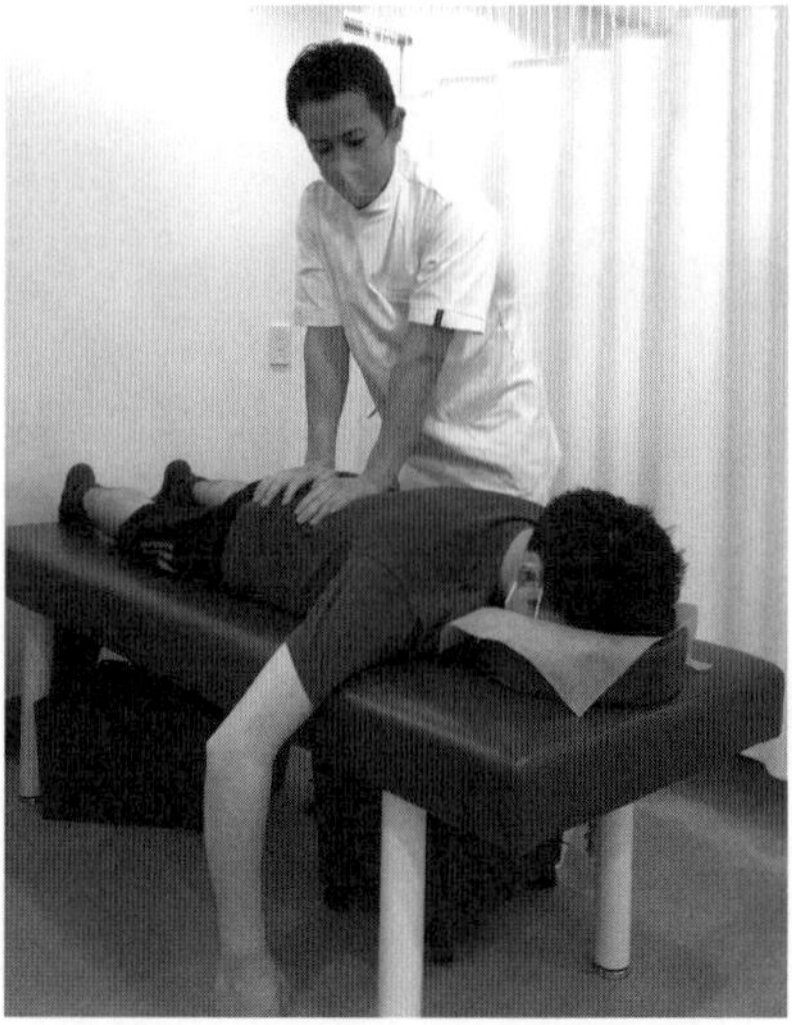

「どこに行っても良くならない」と諦めている患者さんの最後の砦として、その人の状態に合ったオーダーメイドの治療を提供している。長年続いている慢性的な肩こりや腰痛、季節の変わり目に襲うぎっくり腰や神経痛など、深い悩みを持つ患者さんが多いのが特徴。

主軸とするのは姿勢の歪みの矯正であり、一定期間の継続的な治療によって、改善と完治を目指す。検査では医学的根拠に基づいた検査を行い、その原因を正確に探りだす。患者さんの体にどのような異常が起こっているのか、どうすればそれを改善できるのか。それを患者さんに詳しく説明し、緻密な治療計画を立て、施術にあたる。この一連の流れの中で患者さんとのコミュニケーションに重点を置き、誠意をもって語る姿勢は、患者さんからも大きな信頼を得ている。

「地域に住む、体に不調を抱えているすべての方々に健康をお届けし、健康寿命を延ばすお手伝いをする」ことを自らの存在意義とする治療院。

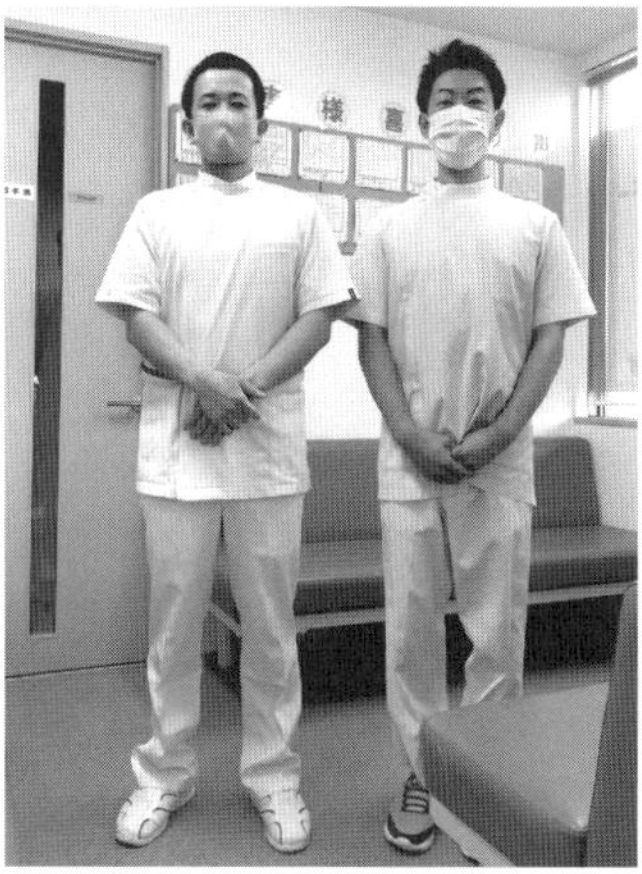

INFO.

石井すこやか整骨院

〒299-4113　千葉県茂原市法目1176-2

診察時間	
平日	9:00-12:00／15:00-20:00
水	9:00-14:00
土	9:00-12:00／14:00-17:00
休診	日・祝

電話 0475-34-1567

HP https://ishiisukoyaka.com/

●**交通アクセス**：JR本納駅より徒歩8分

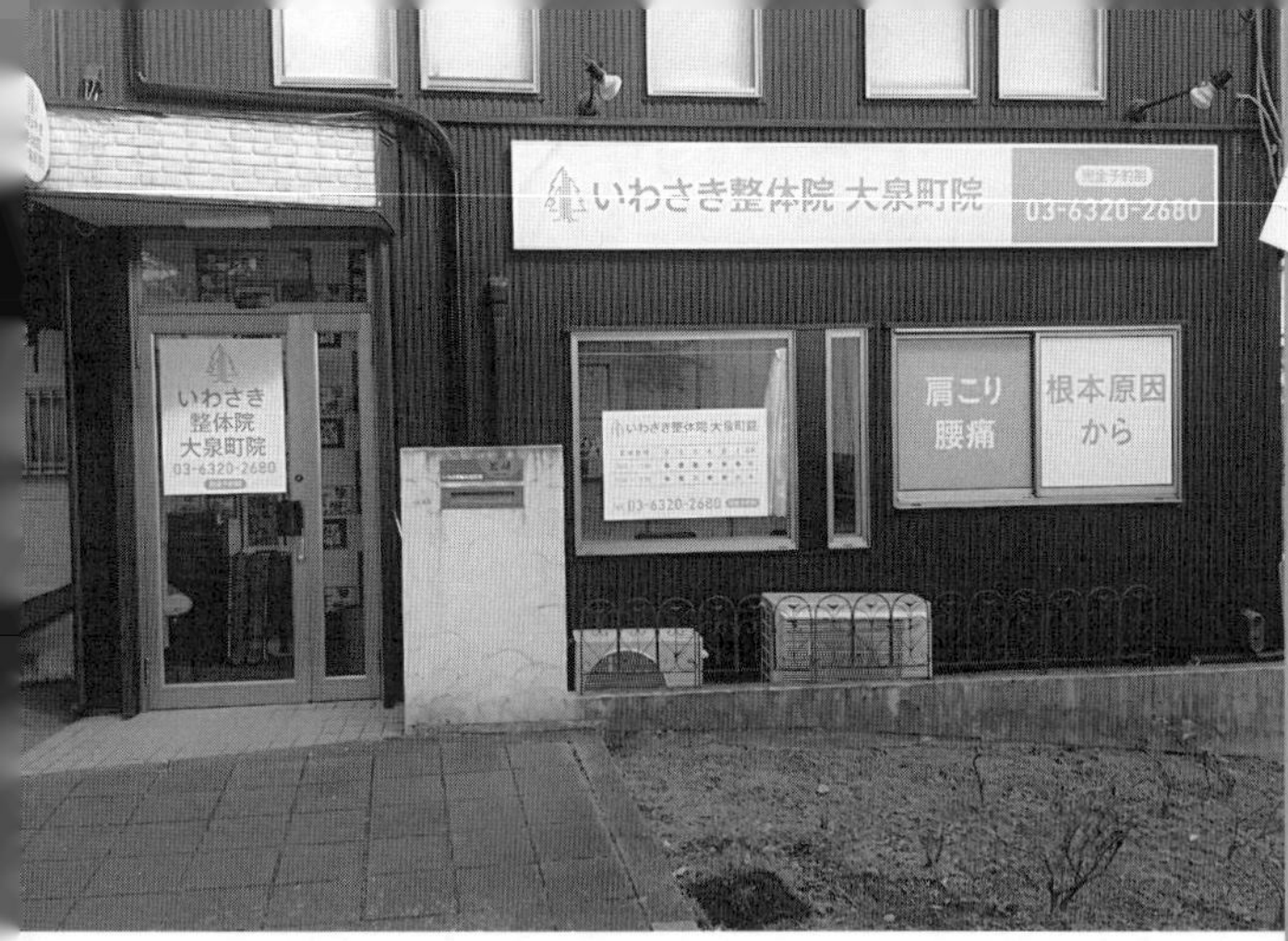

Clinic No.
07

検査、カウンセリング、最善の治療
三つの要素で根本原因の解消を目指す

いわさき整体院 大泉町院

岩崎遼太 先生

一時的な痛み取りではなく、根本原因を改善する。スポーツトレーナーとしての豊富な経験に裏打ちされた、質の高い施術を提供する治療院。

●いわさき りょうた
一九八二年、宮崎県出身。大学卒業後に日本鍼灸理療専門学校に進学、鍼師、灸師、あん摩マッサージ指圧師の免許を取得。専門学校在学時から整形外科、デイサービスに四年間勤務。卒業後はスペインのサッカーチームでのトレーナー兼施術スタッフとして三年間、日本のラグビートップリーグチームの施術スタッフとして四年間、テーマパークの施術スタッフとして一年勤務。二〇一七年に独立、自らの治療院を開院する。

マッサージや整体に通って一時的に痛みは取れるものの、すぐに再発してしまう……。こうした症状に悩む患者さんに救いの手を差し伸べる治療院。これまでに多くの症例を重ねる中で、日常的な体の姿勢に根本原因があるケースが多いことに着目。痛みの軽減だけでなく、この根本原因にアプローチすることを治療の目的としている。

そのための方法として「綿密な検査によって体の状態を正確に把握し、原因を明らかにする」「十分なカウンセリングにより、体の状態や治療方針について、患者さんに正しく理解していただく」「構築した治療計画に沿い、最善の治療を施して、治療から卒業していただく」という、三つのポイントを重視した治療を行う。

また治療ベッドと同じスペースに広々としたキッズルームを設け、子ども用の机やキッズサークルも用意。完全予約制をとっているため、乳幼児を連れたお母さんでも「他の患者さんの迷惑にならないかな」と気にすることなく、施術を受けられる。

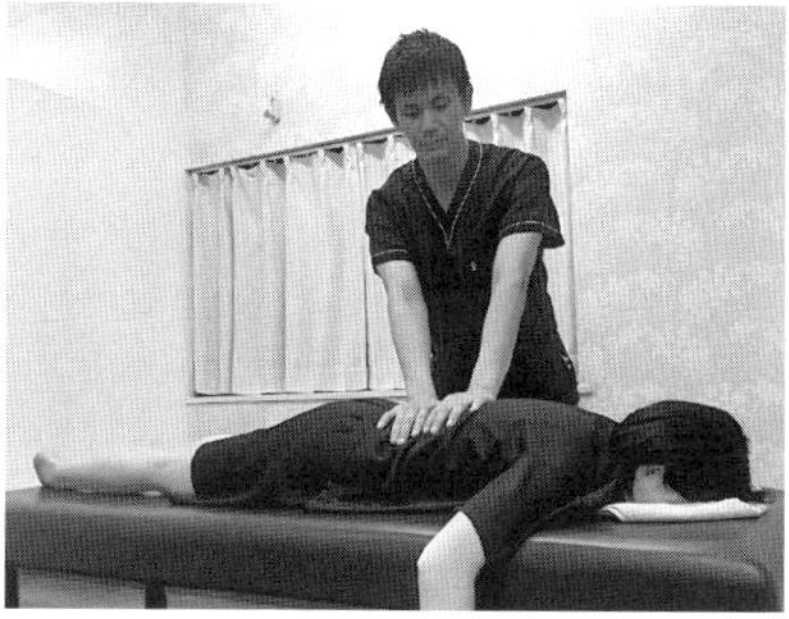

INFO.

いわさき整体院 大泉町院

〒178-0062　東京都練馬区大泉町2-4-5

診察時間	
平日	9:00-13:30／15:00-19:30
水・土	9:00-13:30
休診	日・祝

電話 03-6320-2680

HP https://www.iwasakiseitai-oizumimachi.com/

●**交通アクセス**：西武池袋線、石神井公園駅北口より 西武バス／国際興業バス 比丘尼橋より徒歩4分　東武東上線、成増駅南口より 西武バス／国際興業バス 三原台北より徒歩5分

Clinic No. 08

三十年の経験と鍛え上げた技術
広範な東洋医学の手法で体の不調を解決する

上田鍼灸整骨院

上田宏 先生

鍼灸・整骨、さらに漢方まで。広大で奥深い東洋医療の知識と技術を備え、さまざまな体の不調に対応する、頼りがいのある総合治療院。

●うえだ ひろし
一九六七年、東京都出身。東京医療専門学校鍼灸師科、柔道整復師科卒。治療家として三十年以上の実績を持ち、年間一千人以上の施術経験を重ねる。国立リハビリテーションセンター特別講師、鍼灸臨床研究会講師、整体技術講師、漢方研究会講師などを歴任。鍼灸師、柔道整復師、整体師。健康管理士、心理療法士、登録販売員。アスレチックトレーナー、ダイエットカウンセラー。

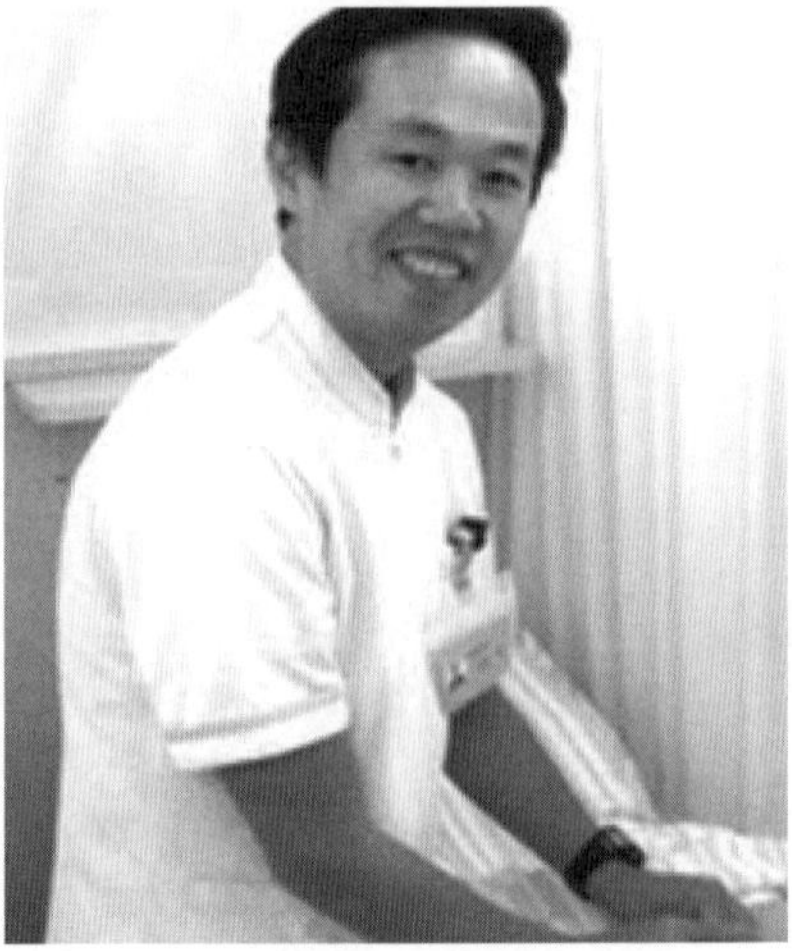

鍼灸・整骨治療院、漢方薬専門店、ダイエットサロンを併設運営する総合施設。東洋医学の知識と技術を結集し、治療だけでなく美容も含めた不調の改善・健康維持をコンセプトとする。

近代西洋医学とはまったく異なる視点と発想、治療哲学に基づく東洋医学は、鍼灸にしろ漢方にしろ、診療科目の垣根がない。肩こりや腰痛といった整形外科領域、風邪をはじめとする内科領域、火傷のような外科領域、あらゆる疾病傷害に対応する理論と手法が確立されている。そのため現代医療で改善しない症状に対する第二の選択として当院を頼る患者さんも多く、あらゆる手法の中から最善のものを提案・提供している。

また治療だけでなく、運動、食事に関するアドバイスや心の相談まで受け付けており、「何でも相談できる」「ここに来れば安心」と、リピーターからの信頼は厚い。三十年以上の実績に慢心することなく、常に学び続けて研鑽を重ね、患者さんの期待に応える治療院。

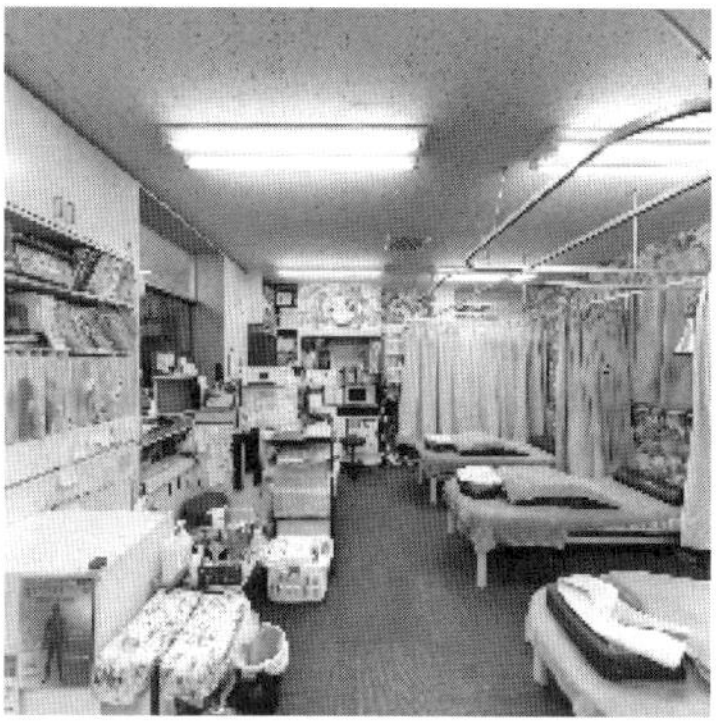

INFO.

上田鍼灸整骨院

〒202-0002　東京都西東京市ひばりが丘北4-1-30

診察時間	
平日	9:00-12:00／14:00-19:00
休診	水・日・祝

電話 042-421-2493

HP http://www.ueda-sekkotu.com/

●交通アクセス：西武池袋線 ひばりヶ丘駅北口　徒歩2分

Clinic No. 09

体の不調の根本原因は、頚椎や骨盤のズレからボキボキしないソフトな手技で矯正する

おいかわソフトカイロプラクティック院

及川和巳 先生

詳細な検査によって脊柱や骨盤といった関節の機能異常を特定。ソフトな刺激のカイロプラクティックによって、全身の不調を改善していく。

●おいかわ かずみ

国士舘大学卒業後、帝京医学専門学校で柔道整復師資格を取得。この間、海外の伝統的なカイロプラクティックシステムと理論と技術を研鑽する。一九九六年、おいかわ整骨院を開業。アメリカのカイロプラクター、ハリーファイファーD.C.から直接教授された磁気マニュアルテクニックを施術に採り入れている。開業から現在までの二十四年間に、延べ三十四万四千人を院長自身が施術。柔道整復師、カイロプラクター。

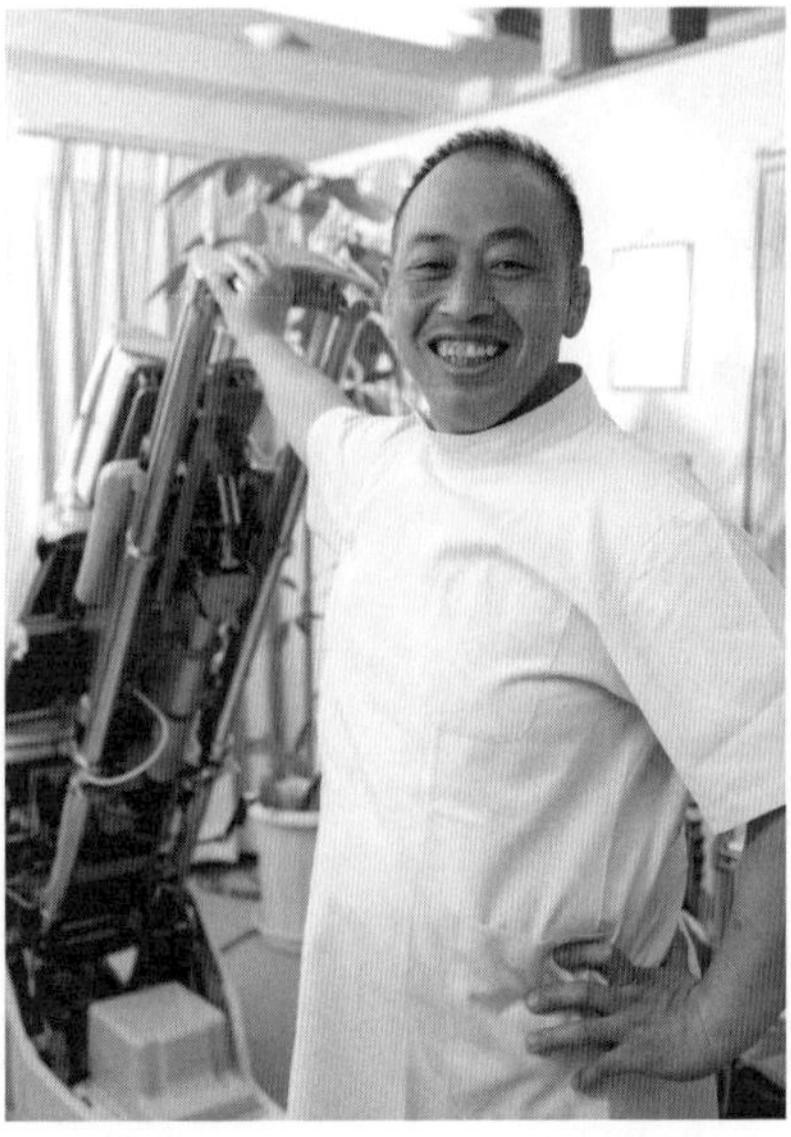

ソフトなカイロプラクティックを掲げる治療院。初診時に3D画像を含むカイロプラクティックレベルでの10項目の検査を全ての患者さんに行う。その検査結果を基に、カウンセリングにて1人1人に合った施術計画を立てたのち施術を開始する。注目すべきは、アメリカのカイロプラクター、ハリーファイファーが創始した磁気マニュアルテクニックである。これは、肩こり腰痛などの根本原因である関節の機能異常を磁石を使って特定し、ソフトな刺激のドロップベッドにて矯正することで身体の中から外へ働きかける。カイロはボキボキするから怖いという先入観を持つ患者さんでも安心して受けられる。身体の根本的な原因は頚椎や骨盤のズレなどの関節の機能異常による神経の伝達妨害と骨格の歪み。これがあると首・肩・腰の筋肉だけでなく、自律神経にも影響を与える。当院のソフトカイロプラクティックならば、全身におよぶ不調を根本的に改善してくれる。

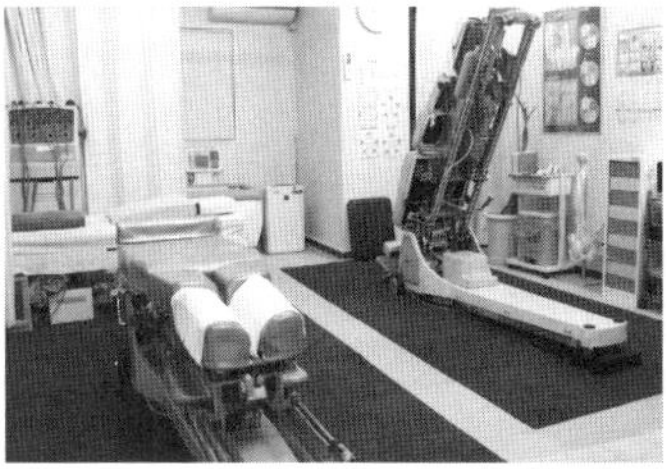

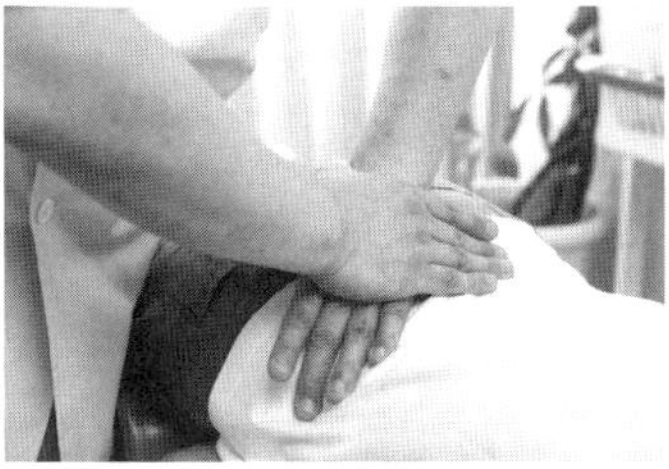

INFO.

おいかわソフトカイロプラクティック院

〒105-0013　東京都港区浜松町2-5-2 柴野ビル2階

診察時間	
平日	10:00-12:30／15:00-20:00
水	15:00-20:00
土	11:00-16:00
休診	日・祝・第2水曜

※完全予約制

電話 0120-465-184（予約フリーダイヤル）

HP https://www.oikawaseikotsuin.com/

●**交通アクセス**：JR浜松町駅（金杉橋口）より徒歩30秒　都営浅草線・大江戸線大門駅より徒歩5分　日本生命クレアタワー大型駐車場 貿易センタービル大型駐車場

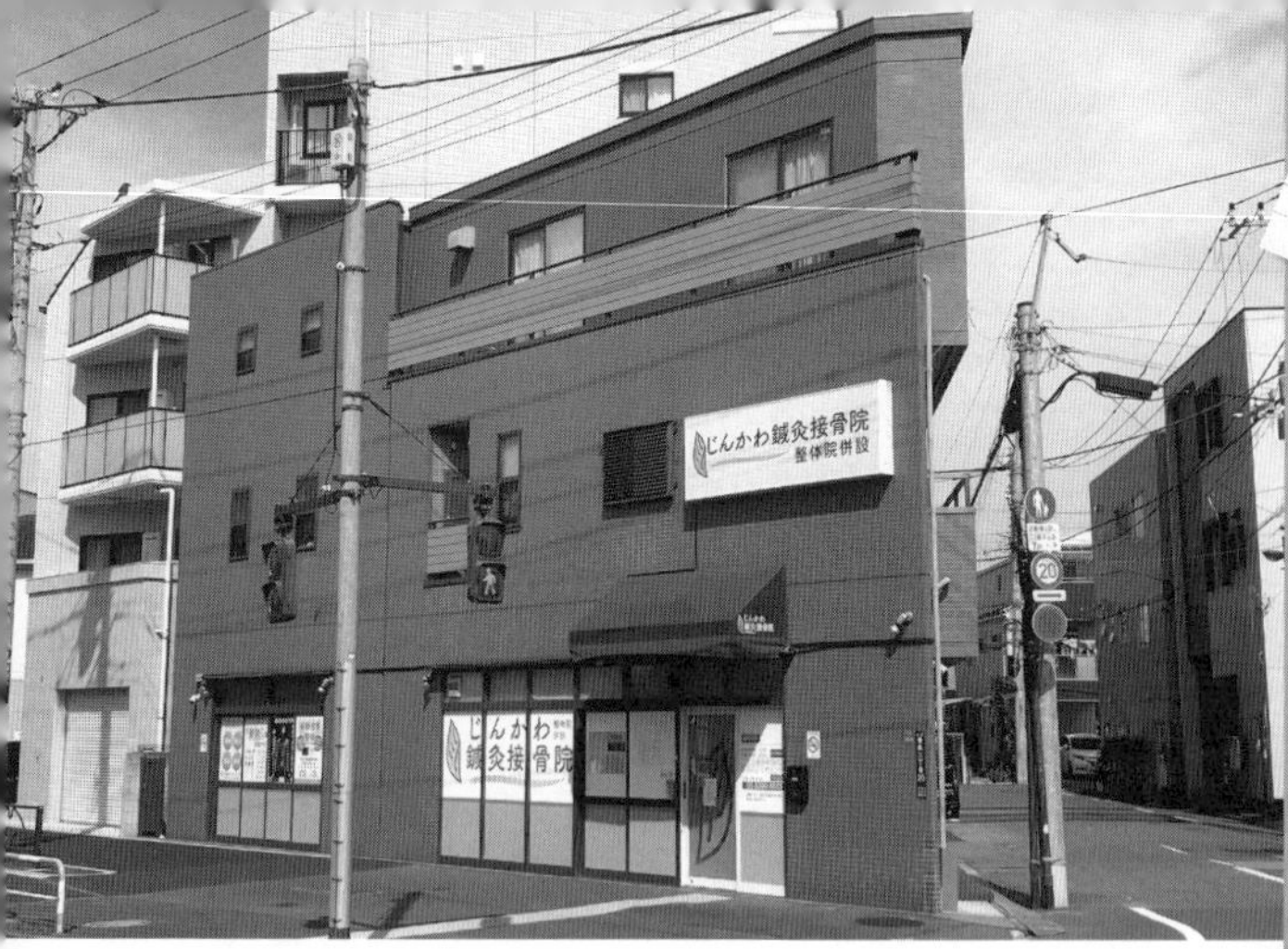

Clinic No. 10

姿勢の歪みを正確に測定、矯正することで一時的ではない根本的な症状改善を実現する

王子じんかわ整体院

陣川昌靖 先生

多くの人がおちいる姿勢の歪み。それを正確に測定し、ていねいな治療で正常化させる治療が当院の身上。女性スタッフが常駐しており、女性でも安心だ。

●じんかわ まさやす

一九七三年、福岡県出身。柔道整復師、鍼灸師、ケアマネージャー。地域に貢献できる治療院を目指し、二十四歳で開業。慢性症状の改善に重要なのは、明確な問診と検査、カウンセリングであると気づき、以来、問診力を鍛える。従来の概念とは異なる理論や技術を積極的に吸収し、慢性症状を根本原因から改善する、短時間のソフトな治療を実施している。

肩や首筋の痛みやコリに、多くの病院では痛み止めや湿布が処方され、経過観察のみで済まされてしまう。また整体院や接骨院・鍼灸院でも、残念ながら一時的な治療を行うのみで、根本的な解決に至らない場合が多い。そうした現状に異を唱え、根本治療を追求するのが当院だ。

院長は自身の治療経験から、問診と検査、カウンセリングが治療効果に及ぼす影響力の大きさを痛感。術前の準備段階に多くの時間とエネルギーを注入する。特に姿勢の歪みを正確に測定し、視覚的に表示できる3D測定システムは、客観的な評価が可能だ。そして症状の原因と治療方針、今後の経過予測のすべてを患者さんに伝え、理解を得た上で治療にかかる。

さらに治療状況を定期的に確認することも当院の特徴だ。それによって改善の進捗を確認でき、それに合わせた治療を施すことができる。また治療そのものも刺激が少なく、ソフトなもの。そのため年齢・性別にかかわらず、幅広い層の患者さんから支持を集めている。

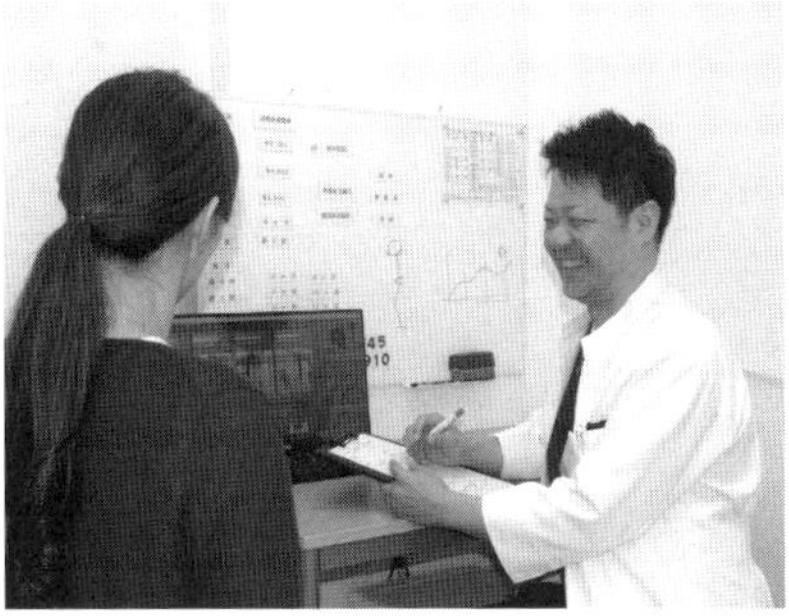

INFO.

王子じんかわ整体院

〒114-0003　東京都北区豊島3-20-3 大野ビル1F

診察時間	
平日	9:00-12:00／15:00-20:00
土・祝	9:00-14:00
休診	水•日

電話 0120-211-528
HP https://jincotsu.com

●**交通アクセス**：JR王子駅より徒歩10分

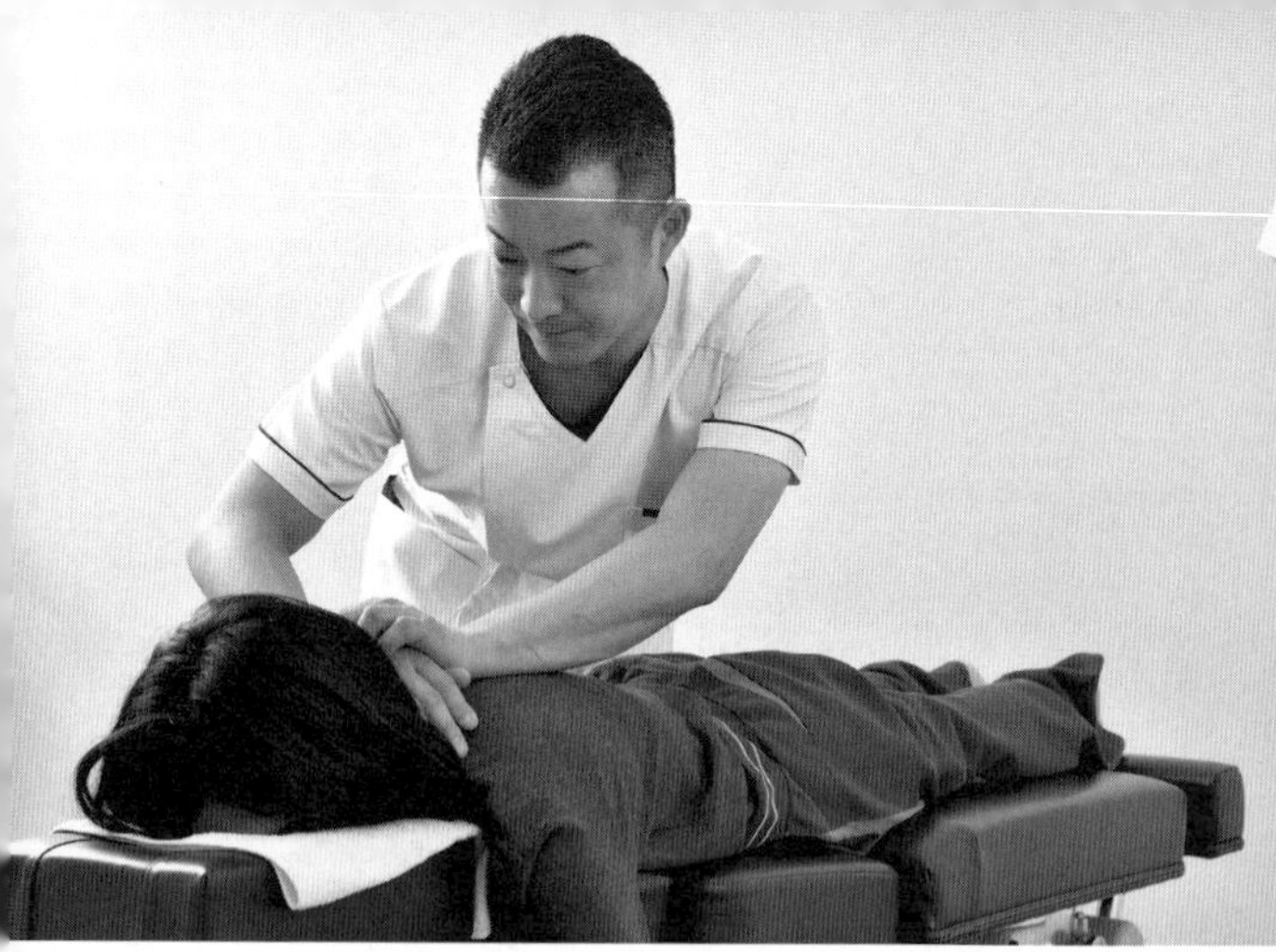

Clinic No. 11

刺激の少ないソフトな治療で全身の歪みを矯正
痛みの改善とともに、美しい姿勢をつくる

しんこいわ姿勢整体院

横川賢一 先生

現代人がおちいりやすい、不自然な姿勢。そのまま放置しておくと、慢性的な痛みに発展しやすい。それを根本的に解決してくれるのが、姿勢矯正による治療。

●よこかわ けんいち
一九七九年、千葉県出身。東京スポーツレクリエーション専門学校柔道整復科卒。柔道整復師。専門学校在学中より埼玉県内の整骨院にて勤務し、資格取得後は整形外科においても実務経験を積むなど、二十年の臨床経験を持つ。二〇一二年に千葉県内にて整骨院を開業。二〇一九年に葛飾区新小岩へ移転。姿勢の歪みの改善に特化した治療院「しんこいわ姿勢整体院」としてリニューアル、現在に至る。

自分の姿勢や動作というものは、なかなか自分では自覚しにくい。「姿勢が悪い」「猫背になっている」などと、家族から注意されても、すぐに直すのは難しいものだ。しかしそうした体の歪みが、肩や首、腰などの特定の部位に負担をかけ、やがて痛みとなって表れてくる。

そうした痛みを、全身の姿勢を矯正して正常な状態に戻すことで改善してくれるのが、この治療院。

現代人の生活ではPCによる長時間のデスクワークに加え、スマホを手にする時間が増えている。そのため猫背やストレートネックなどの異常が起こりやすい環境になっている。姿勢の不良はマッサージやリラクゼーションでは改善できず、放置しておくとますます進行していく。そのため当院では早期の治療をすすめている。

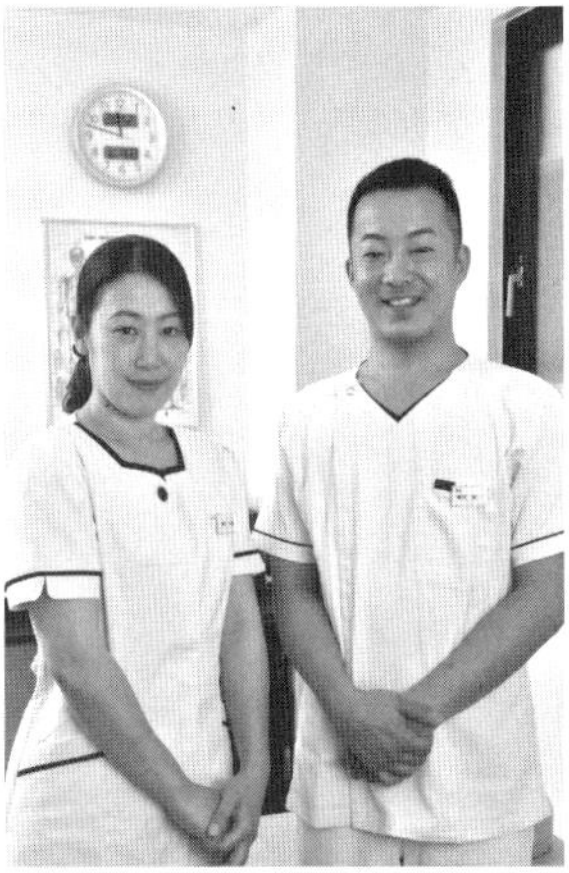

治療の内容は基礎に忠実なもので、まず十分な問診と姿勢分析から始まる詳細な検査。施術そのものは刺激の少ないソフト矯正なので、子どもや女性でも安心だ。

INFO.

しんこいわ姿勢整体院

〒124-0024　東京都葛飾区新小岩1-46-9 セントレック三田ビル3階

診察時間	
平日	9:00-13:00／15:00-20:00
水・土	9:00-14:00
休診	日・祝

電話 03-5879-3223

HP https://shinkoiwa-shisei.com/

●交通アクセス：JR新小岩駅南口より徒歩1分

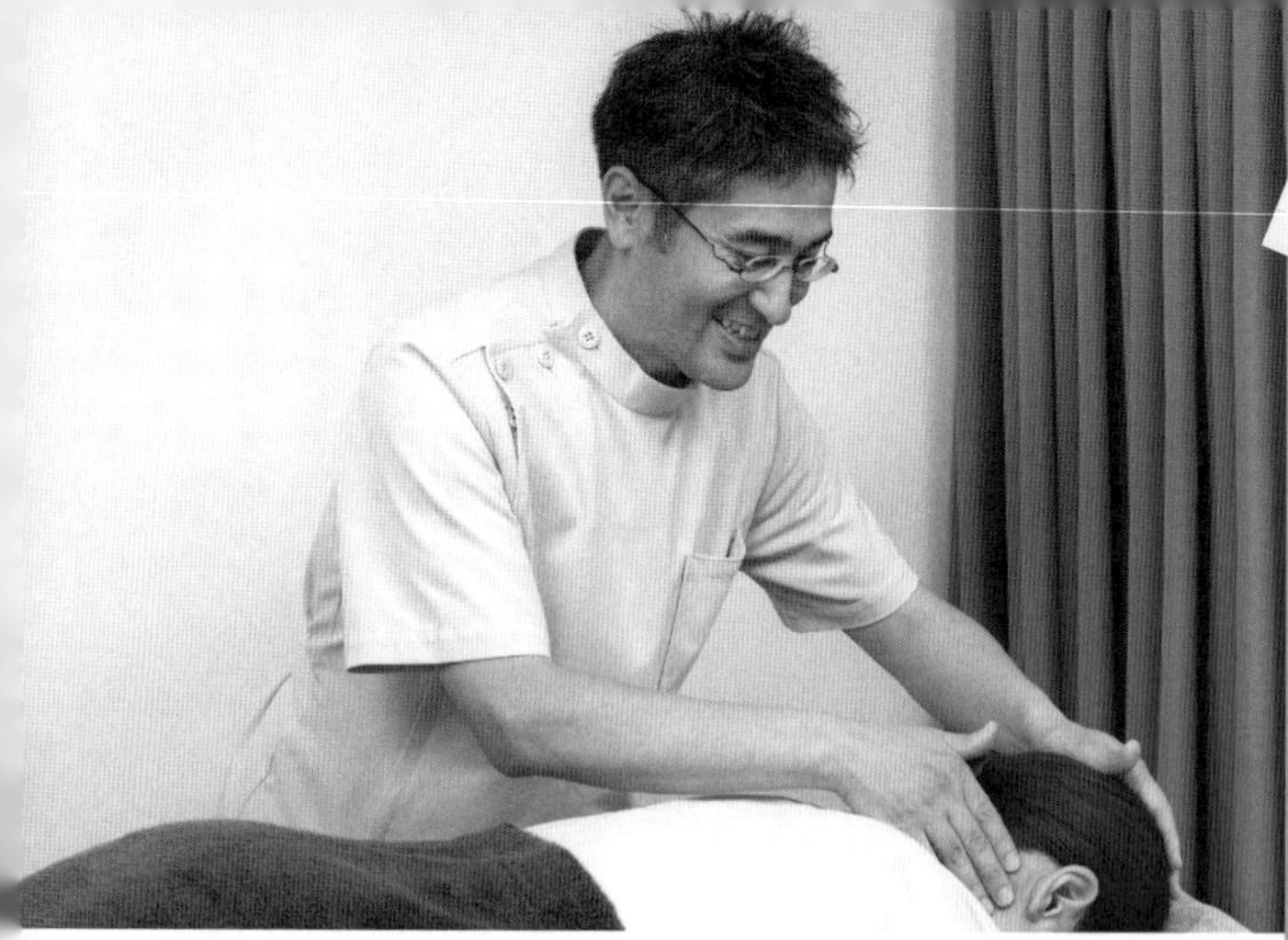

Clinic No. 12

豊富な経験による広範な知識と技術で治療だけでなく予防ケアまでカバーする

こぼり治療室

小堀健 先生

東洋医学と西洋医学、ふたつの領域をカバーする知識と経験を持つ治療家。鍼灸と整体による根本治療と予防ケアという両面から、人の健康を支えてくれる。

●こぼり けん

若い頃、原因不明の重い腰痛がカイロプラクティックにより大幅に改善したことから、治療家の道へ。国内トップクラスの施設であったカイロプラクティック研究所に弟子入りし、現場を知るとともに学校で鍼灸とカイロを学ぶ。卒業後、国家資格を取得。さらなる飛躍のためカナダ・トロントで鍼灸師として勤務。帰国後は病院勤務を経験し、西洋医学的診察方法と保険診療の実際を学ぶ。二〇〇一年に独立、こぼり治療室を開業。鍼灸師。

約三十年にわたる治療経験を持つ院長は、整体・カイロプラクティック・鍼灸に加え、整形外科での勤務経験も持つ。そのため東洋医学と西洋医学にまたがる、幅広い知識と技術をベースとした治療を可能にしている。

また二十代で経験したカナダ・トロントでの勤務では、英語力の不足によって患者さんとの意思の疎通がうまくいかず、治療による変化がなかなか表れないという現象を体験。このことから「コミュニケーションが不足していては、十分な治療を行えない」ことを知る。

以来、治療においては「カウンセリングを十分に行う」「図版や模型を使い、症状の原因や体の状態を分かりやすく説明する」「根治のための治療計画をしっかり提案し、説明する」ことを重視している。

また、治療によって症状が治まった後も、その状態を維持するためのメンテナンスが重要との考えから、痛みや不調が表れる前の予防ケアや、状態維持を目的とした施術にも力を入れている。

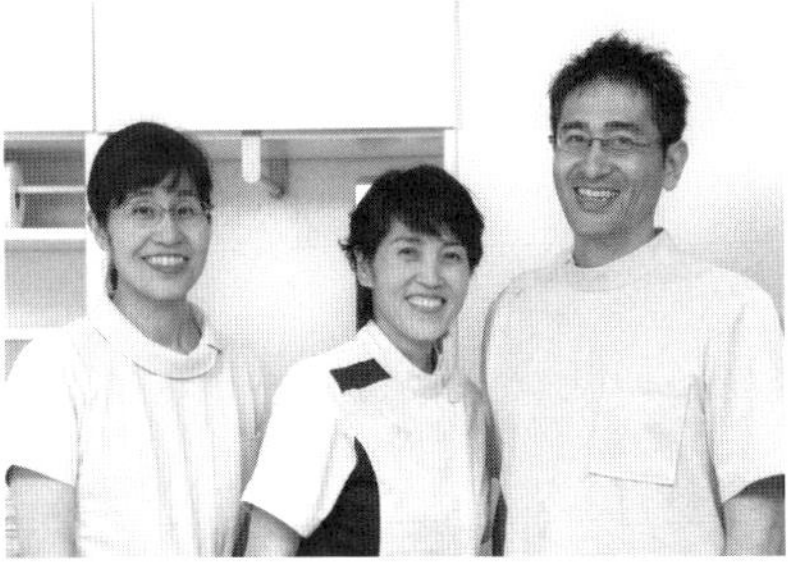

INFO.

こぼり治療室

〒246-0014　神奈川県横浜市瀬谷区中央16-21 2階

診察時間	
平日	9:30-19:30
土	9:30-18:30
休診	木•日

電話 045-306-2312

HP https://www.karada110.com/

●**交通アクセス**：相鉄線 瀬谷駅より徒歩3分
駐車場3台あり

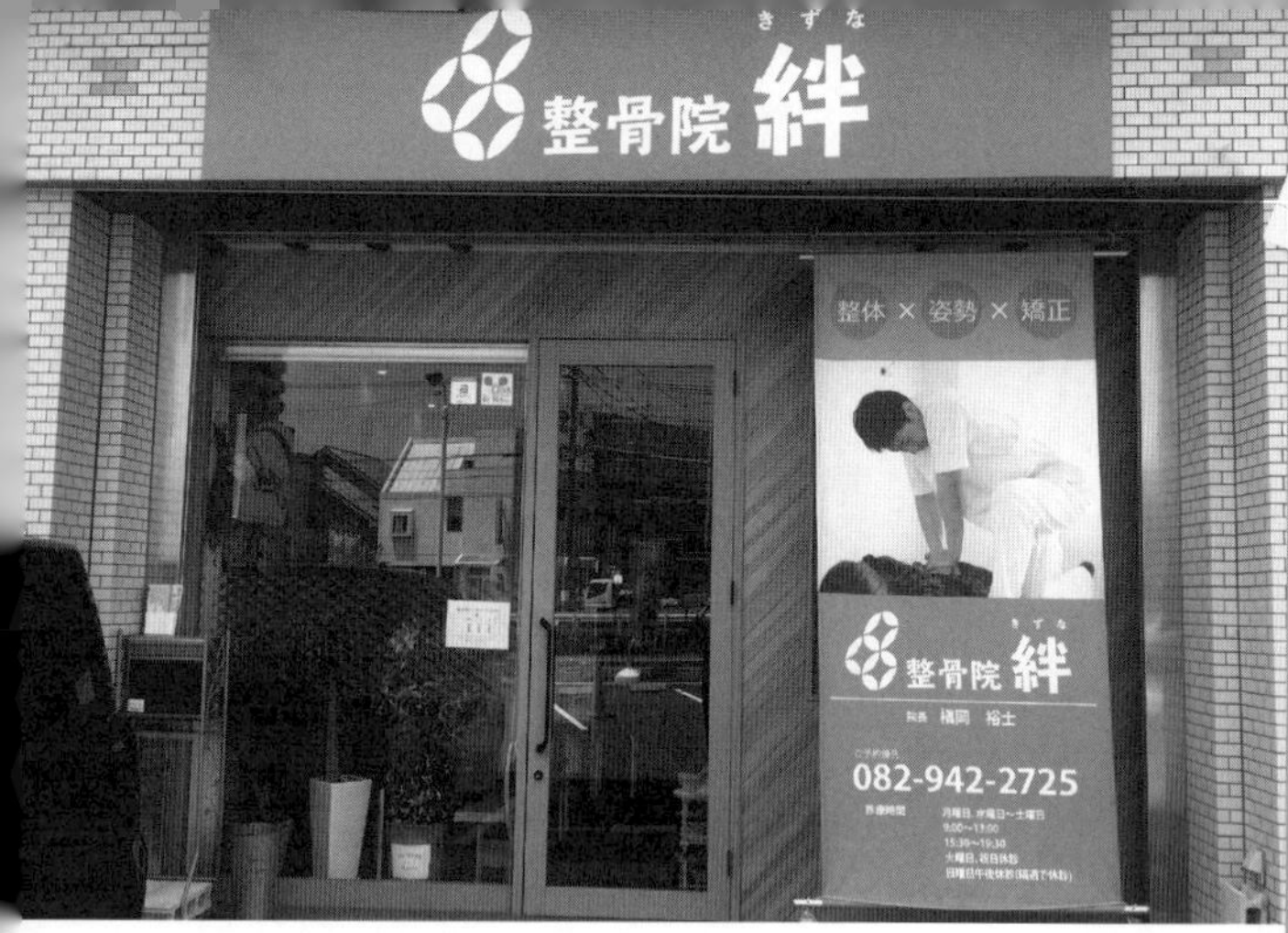

Clinic No. 13

患者さん自身が気づいていない歪みを正して痛みを改善し、自然治癒力を高める

整骨院 絆

槇岡裕士 先生

多くの人が意識していない、日常的な姿勢や動作。その中にある不自然な状態を読み取り、歪みを正して、健康な状態へと導いていく治療を施している。

●まきおか ひろし

専門学校生時代に大阪の整骨院で技術を磨き、整形外科で画像所見をはじめ西洋医学の手法を学ぶ。卒業後、広島の整骨院に勤務し、技術責任者を経て分院長として活躍。更なる技術の向上を図るため、慢性腰痛専門の整体院で技術を磨き、介護施設で運動療法や歩行を学ぶ。二〇一八年、広島市佐伯区で整骨院 絆を開業し、現在に至る。治療歴十六年、柔道整復師。

繰り返す首・肩の痛みでお悩みの方へ
間違いだらけの治療院選び
最適な治療院を見つける方法

2021年8月10日　第1刷発行

著　者　治療院コンサルタント
一般社団法人日本治療院支援協会　代表理事
井上定雄《いのうえさだお》

発行者　太田宏司郎
発行所　株式会社パレード
大阪本社　〒530-0043　大阪府大阪市北区天満2-7-12
TEL 06-6351-0740　FAX 06-6356-8129
東京支社　〒151-0051　東京都渋谷区千駄ヶ谷2-10-7
TEL 03-5413-3285　FAX 03-5413-3286
https://books.parade.co.jp
発売元　株式会社星雲社（共同出版社・流通責任出版社）
〒112-0005　東京都文京区水道1-3-30
TEL 03-3868-3275　FAX 03-3868-6588
印刷所　創栄図書印刷株式会社

ISBN 978-4-434-29222-4　C2047

■著者プロフィール

井上定雄（いのうえさだお）

治療院コンサルタント
一般社団法人日本治療院支援協会　代表理事

一九九九年より、アメリカやカナダ、オーストラリアといった代替医療の先進国に渡り、治療院研究を行う。カナダのケベック大学トロワリビエール校と共同で日本人と欧米人の姿勢の違い、日本人姿勢の統計的調査を行うなど、姿勢が健康に及ぼす影響への造詣も深い。

「患者の体の悩みを根本から解決する治療院を増やす」をミッションに一般社団法人日本治療院支援協会を創設。

二十年にわたり、接骨院・整体院・カイロプラクティック院・鍼灸院といった、ありとあらゆる治療院の指導にあたり、その数は三〇〇〇院を超える。

慢性的な体の痛みは、身体の土台である背骨や骨盤の歪み、不自然な姿勢や体の動かし方に原因がある場合が多い。こうした異常な状態が常態化してしまうと、それによって体の一部に力が集中し、筋肉の緊張や痛みを起こしやすくなる。これを改め、自然な姿勢・動きに修正していくと、まず直接的な痛みが軽減する。同時に将来起こりうる痛みや不調を最小限に抑える予防効果も得られる。また自然治癒力を高めて「回復しやすい体」を実現でき、体の状態が安定することで精神的な落ち着きや集中力の向上までも、手に入れることができる。

何十年と続いている慢性的な肩こり、頭痛、腰痛、ヘルニアによる痛みのほか、猫背やO脚などの歪み矯正も得意。「感謝を忘れず、基本に忠実に、常に最高のものを提供する」を理念とし、患者さんに感動と安心を提供しようとする姿勢は、四歳の小児から九十二歳のお年寄りまで、実に幅広い層から支持されている。

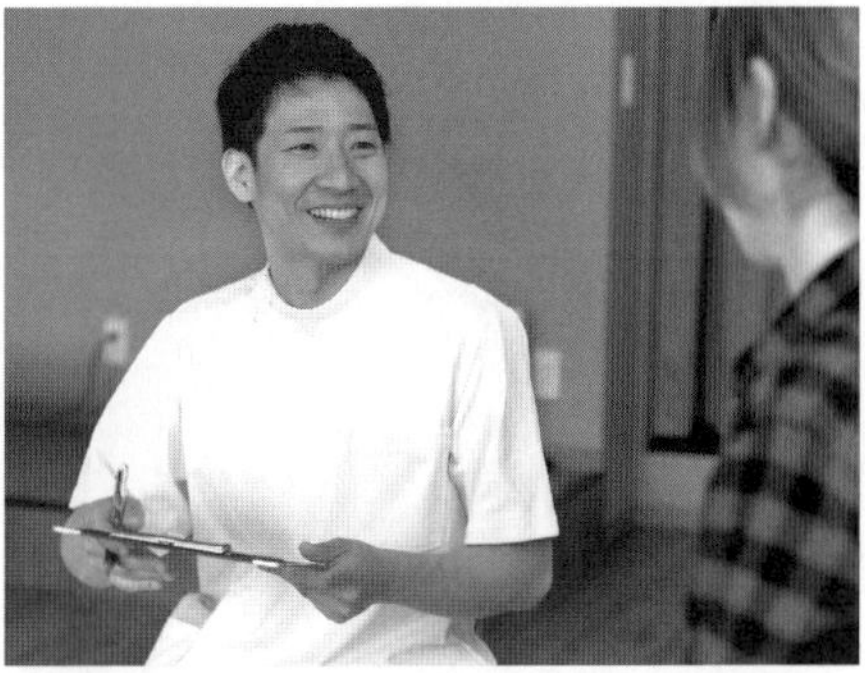

INFO.

整骨院 絆

〒731-5143　広島県広島市佐伯区三宅1丁目3-38

診察時間	
平・土	9:00-13:00／15:30-19:30
休診	火・日・祝

※日曜は隔週で午前中のみ診療

電話 082-942-2725
HP https://seikotsuin-kizuna.com/

●**交通アクセス**：J広島電鉄宮島線 楽々園駅より徒歩8分
駐車場あり